Tratamento Natural da Próstata

Francisco Alcaina

Tratamento Natural da Próstata

Published by Francisco Alcaina

Dedico este livro a todos os homens que têm sofrido com esse problema e decidiram deixá-lo permanentemente.

Não sei como agradecer minha parceira por seu apoio durante o problema e pela sua ajuda.

A atual felicidade compensa o esforço.

Agradeço muito a meus filhos, Irene e Gerard por sua compreensão e carinho.

Índice de Conteúdo

Introdução

Cada ano é gasto no Mundo muito dinheiro na criação e comercialização de drogas que a indústria médica anuncia como a única maneira de curar os problemas do aumento de tamanho da próstata.

No entanto, um estudo aprofundado da inflamação prostática mostrou que a inflamação é nada mais do que um sintoma e que também pode ser curado facilmente.

A inflamação da próstata grave pode levar a danos em seu sistema reprodutivo e também pode iniciar a destruição prolongada do seu corpo.

Mesmo se for menos grave, a inflamação da próstata pode ser embaraçosa, quando você pensa que seus filhos e sua família vê-lo como um homem velho.

Este livro aprofunda na cura da inflamação da próstata com uma dieta simples, em sua casa.

Aqui vou mostrar-lhe tratamentos práticos para a inflamação da próstata.

Mostraremos a você como o aumento da próstata pela inflamação, pode ser reduzido tomando remédios naturais.

Não é uma ciência nova, é simplesmente uma combinação de ingredientes naturais.

DE FORMA 100% NATURAL!

O que é a próstata?

A próstata é uma glândula masculina. Ajuda a produzir o sêmen, o fluido que contém o esperma. A próstata rodeia o tubo uretral que expele a urina da bexiga fora do corpo. A próstata de um homem jovem, é mais ou menos do tamanho de uma noz e aumenta lentamente com a idade. Se ela cresce demais pode causar problemas de saúde. Isto é muito comum depois dos 50 anos de idade. A mais idade, mais propensos a ter problemas de próstata.

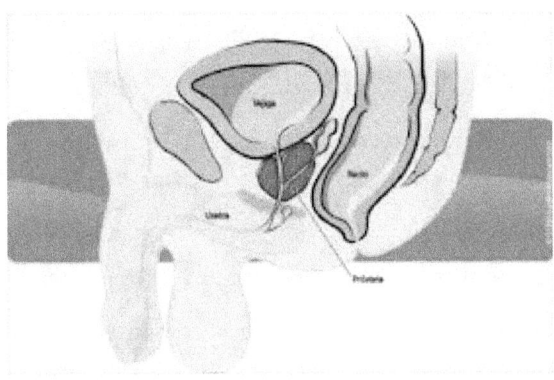

Problemas da próstata são muito comuns em homens de todas as idades. Dos 18 anos em diante, todos os homens estão em risco de sofrer uma ou mais doenças relacionadas a este órgão. Eu pessoalmente tive problemas sérios e me recusei a usar os métodos convencionais, porque eles são acompanhados por maiores riscos, muitos efeitos adversos e danos colaterais imprevisíveis.

É um órgão exclusivamente masculino

A próstata, também conhecida como glândula prostática, é um pequeno órgão masculino em forma de castanha, localizada abaixo da bexiga e em torno da uretra. Esta glândula é responsável pela produção do líquido prostático que constitui grande parte do sémen liberado durante o orgasmo. Esses fluidos são os responsáveis por manter os espermatozoides saudáveis e vivos e, portanto, aumentar as chances de fertilização.

O processo de envelhecimento nos homens é geralmente acompanhado do aumento da próstata. O tamanho da glândula prostática duplica quando os homens desenvolvem os genitais, durante a puberdade. A próstata começa a crescer ainda mais quando o homem atinge os 25 anos de idade, mas, no entanto, não se expande os tecidos em torno dela e, portanto, a próstata tende a pressionar a uretra, deixando mais espessa e irritável a parede da bexiga. Isso pode levar a situações de urinação excessiva e, em última análise, a bexiga torna-se fraca e, portanto, não esvaziar completamente a urina, resultando em infecções do trato urinário.

A maioria dos homens se deprimem devido à inflamação da próstata, porque eles acham que a inflamação da próstata é basicamente um sinal de velhice, mas isso não é verdade. Muitas doenças da próstata podem afetar homens de todas as idades. Uma das doenças mais comuns é a hiperplasia prostática benigna (HPB). Portanto, é óbvio que você não deve estar deprimido devido à inflamação da próstata, porque isso pode acontecer com qualquer um.

Meu caso

Por um período de 5-6 meses eu mantive o seguinte protocolo natural baseado em alimentos, suplementos e exercícios para eliminar meus problemas, sem recorrer a qualquer tipo de médico. Abaixo eu descrevo este protocolo completo.

Sintomas

Alguns sintomas devem ser observados quando se suspeita de hiperplasia prostática, e alguns dos sintomas são os seguintes:

- Micção frequente e excessiva, especialmente à noite.

- Gotas de líquido após a micção.

- Fluxo irregular de urina, ou seja, um fino fluxo de urina que começa e para, em vez de um fluxo contínuo de urina.

- Ardor ao urinar, muitas vezes seguido por excreção no pênis.

- Dificuldade em urinar, especialmente no início do processo de micção.

- Dor lombar e na coxa.

- Urinar novamente, poucos minutos depois de urinar.

- Fluxo de urina fraco ou lento durante a micção.

Um trato urinário adicional pode se desenvolver quando a bexiga não pode se esvaziar completamente. Isso pode levar a problemas mais graves como pedras na bexiga, incontinência e retenção urinária aguda.

Se tiver retenção urinária aguda, você precisa visitar urgentemente a um médico.

Histórias

"Pedro, 47 anos, trabalha em uma cadeia de supermercados como gerente, em uma pequena cidade, 15 anos de casado, tem 2 filhas de 10 e 7 anos de idade. Pedro notou que algo estava errado com ele. Ele começou a ir ao banheiro mais vezes no trabalho e em seguida começou a acordar durante a noite. Já não dormia bem. Sempre estava cansado. Ele decidiu ir ao médico quando sua esposa insistiu sobre o tema. Foi diagnosticado com Prostatite. Ele se preocupou, sentiu-se velho e oprimido pensando que ele ainda devia criar dois filhos.

Ele estava confuso com o diagnóstico e envergonhado no trabalho, pelas muitas vezes que precisava ir ao banheiro. Ele não se sentia mais como um homem com quem poderiam contar sua esposa e filhas, ele se sentiu velho de repente. Seguiu as soluções simples apresentadas no Tratamento Natural da Próstata e agora se sente bem outra vez. Agora se sente de novo capaz de criar suas filhas e sustentar sua família".

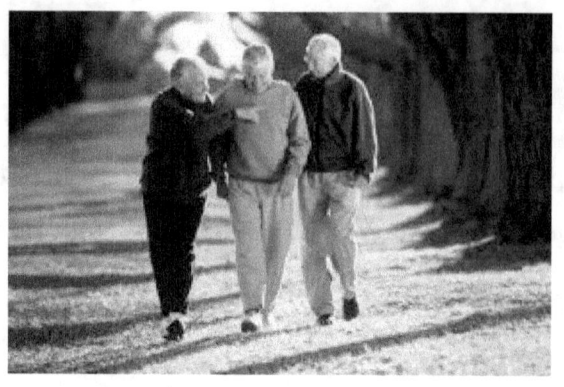

"Paulo, 65 anos, aposentado. É um aposentado muito ativo. Tem boa saúde e evita muitos dos problemas que acompanham o envelhecimento. Claro que as costas doem de vez em quando e precisa usar óculos para ler os rótulos nas lojas, mas, se considera com sorte e saudável. Gasta a maior parte do tempo no jardim, seu hobby. Pensou sobre os problemas da próstata faz tempo, mas considerou que ele nunca os teria. De repente, ele começou a acordar cansado de manhã. Em um princípio não se deu conta do porquê. Então, ele começou a ir ao banheiro até 4 vezes por noite. Foi ao médico e lhe disseram que sua próstata estava inchada. Eles lhe deram uma grande quantidade de medicamentos e mesmo os tomou por duas semanas. Estava profundamente insatisfeito com os resultados do tratamento. Ele se sentia velho, a atitude do médico de seu problema não lhe gostou, como se fosse normal para na sua idade, e que ele teria que viver com o "problema" a partir de agora. O tratamento que ele recebeu foi ineficaz. Ele decidiu tentar um tratamento deste livro, porque, como um jardineiro apaixonado, ele sabe que as plantas têm um grande poder de cura. E ele estava certo. Em uma semana ele começou a se sentir muito melhor. E ele estava perfeito novamente depois de continuar o tratamento por mais uma semana".

Quando se preocupar?

Os sintomas da próstata são bastante semelhantes de outros problemas urinários associados com homens, tais como o câncer da bexiga, pedras na bexiga, etc. Assim, quando você notar esses sintomas, é melhor visitar um médico para testes e exames. Os sintomas não devem continuar por um longo tempo antes de tomar as medidas adequadas. Tomar a ação correta no tempo certo pode reduzir os perigos e problemas causados pela inflamação da próstata, bem como outras condições relacionadas.

Podem-se desenvolver outras condições tais como HPB, prostatite, câncer de próstata e outras mais, se o problema da próstata não é tratado. Por esta razão é necessário prestar atenção aos sintomas para parar a doença a tempo, antes que se torne mais grave.

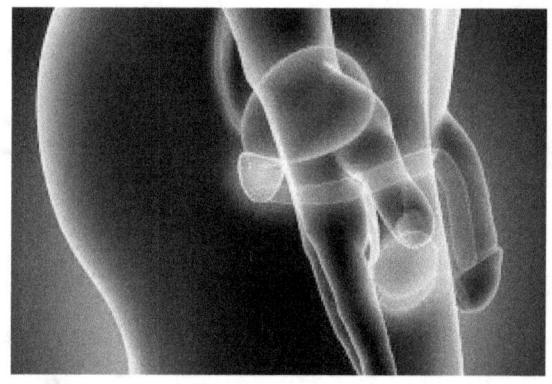

Problemas de Próstata em Homens de 50 Anos

Estatísticas das Doenças da Próstata

Vamos ver o que tão frequentes são estas doenças e a quem afeta principalmente.

Prostatite

A prostatite é o problema do trato urinário mais comum em homens abaixo dos 50 anos de idade e o terceiro mais comum do trato urinário para homens mais velhos do que 50 anos.

HBP

Hiperplasia Benigna Prostática

A hiperplasia benigna da próstata, também conhecida como HBP ou aumento da próstata, é uma condição bastante comum. Afetará aproximadamente 50% dos homens entre as idades de 51 e 60 anos e acima de 90% dos homens de mais de 80 anos de idade.

Câncer de Próstata

Depois de câncer de pele, o câncer de próstata é o mais comum em homens americanos. As estimações da Associação Americana do câncer para o câncer de próstata nos Estados Unidos em 2014 são:

Serão diagnosticados cerca de 233.000 novos casos de câncer de próstata.

Em torno de 29.480 homens morrerão de câncer de próstata.

Aproximadamente 1 de cada 7 homens vai ser diagnosticado com câncer de próstata no decorrer de sua vida.

O câncer de próstata ocorre principalmente em homens mais velhos. 60% dos casos são diagnosticados em homens de 65 anos de idade ou mais velhos, e é raro em homens abaixo dos 40 anos de idade. A média de idade no momento do diagnóstico é 66 anos.

O câncer de próstata é a segunda principal causa de morte por câncer em homens americanos, após o câncer de pulmão. Aproximadamente 1 de cada 36 homens vai morrer de câncer de próstata nos Estados Unidos.

Saúde da próstata

Estas estatísticas nos dá uma ideia melhor sobre estas doenças e sua persistência na população. Com esta breve introdução, podemos continuar e ler o protocolo deste livro para prevenir, melhorar ou até mesmo completamente curar estas doenças, naturalmente.

Prostatite

É uma condição inflamatória da próstata que ocorre comumente em homens entre 20 e 50 anos. Esta inflamação da próstata pode ser prostatite bacteriana e não-bacteriana. A prostatite bacteriana, ao contrário da prostatite não-bacteriana, pode ser transmitida sexualmente. Isso ocorre devido a uma infecção bacteriana da próstata e, portanto, leva à infecção, dor, inchaço e dificuldade para urinar. A prostatite bacteriana pode ser aguda ou crônica.

Por outro lado, a prostatite não-bacteriana é a forma mais comum e produz desconforto durante a ejaculação, problemas com a micção, dor lombar, entre muitos outros sintomas. Embora as causas não são claras medicamente, é frequentemente associada com o espasmo muscular da próstata, vírus, urina que flui através dos dutos da próstata e outros.

Sintomas de Prostatite

- Dificuldade em urinar

- Impulso de micção frequente

- Calafrios e febre

- Ardor e dor durante a micção

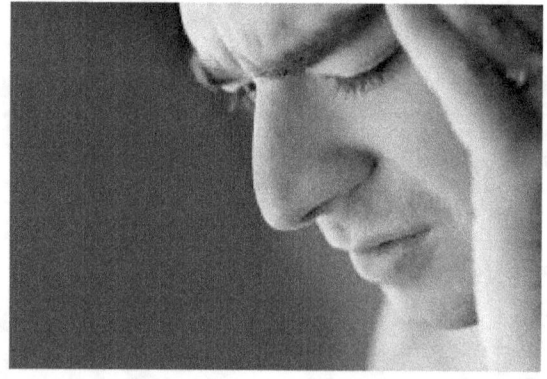

Estatísticas de Prostatite na Europa

A prostatite é uma das doenças urológicas mais comuns na Europa. Estima-se que 50% dos homens europeus sofreram de prostatite durante a sua vida. Alguns especialistas em doenças urológicas dizem que entre 5 e 10% dos homens da Europa experimentam prostatite em algum momento da sua vida.

Que outras Doenças podem causar a Prostatite?

A prostatite requer tratamento imediato, pois pode levar a outras doenças. Por exemplo, a prostatite bacteriana aguda pode levar à infecção da bexiga, abscesso da próstata e também podem ocasionar a obstrução completa do fluxo de urina, pressão arterial baixa e, finalmente, a morte.

Quem é mais vulnerável à Prostatite?

A prostatite pode afetar a homens de todas as idades. No entanto, a doença se desenvolve mais frequentemente em pessoas que têm um estilo de vida sedentário e aqueles que permanecem sentados por longos períodos de tempo. Além disso, uma pessoa que tem infecção urinária, infecção da bexiga ou um cateter inserido pode ser mais vulnerável à prostatite.

Medicamentos para o tratamento da doença

Se tem produzido muitas drogas e medicamentos para o tratamento de prostatite, especialmente para a prostatite bacteriana crônica. Alguns destes medicamentos incluem: cipro oral, sulfametoxazol - trimetoprim intravenoso, bactrim oral, ciprofloxacina oral, bactrim DS oral, ciprofloxacina em dextrose 5% intravenoso, etc...

Aumento da Próstata - Hiperplasia Prostática Benigna (HPB)

A BPH é uma condição não-cancerosa que afeta à próstata e cuja causa é desconhecida. Pode afetar a homens de todas as idades. O peso médio da próstata de homens jovens é 20g, mas a próstata pode aumentar até 150g nos jovens que sofrem de HPB. A uretra se estreita quando a próstata cresce e, portanto, pode causar uma obstrução parcial da bexiga. Geralmente, por causa desta obstrução ocorrem problemas para urinar e espessamento da parede da bexiga. A HPB geralmente origina problemas com o esvaziamento da bexiga ou com o armazenamento na bexiga. Portanto, os sintomas são diferentes de acordo com o problema.

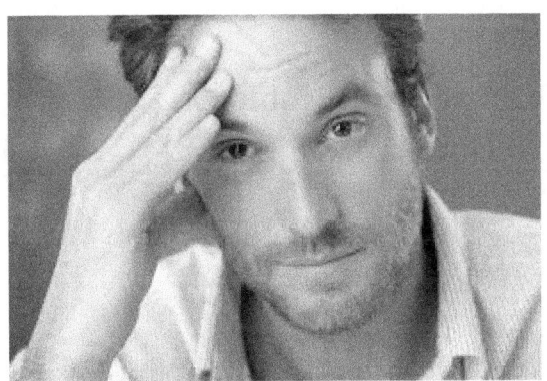

Sintomas da HPB devido a Esvaziamento da Bexiga

- Urinar frequentemente, mesmo após urinar há alguns minutos

- Gotejamento após urinar

- Disúria, dor ou dificuldade em urinar ou para iniciar o fluxo de urina

- Sensação que a bexiga não está completamente vazia após a micção

Sintomas da HPB devido a Problemas no Armazenamento na Bexiga

- Micção frequente

- Acordar à noite para urinar

- Crescente e incontrolável vontade de urinar

Estatísticas da HPB na Europa

De acordo com as estatísticas, 60% dos homens de 60 anos de idade e 80% dos homens com mais de 80 anos de idade são diagnosticadas com HPB. A HPB é o distúrbio mais frequente da próstata e a maioria dos doentes diagnósticos desta doença estão no grupo de idade de 45 a 74 anos. As estatísticas mostram que aproximadamente 8 milhões de homens com idade superior a 50 na Europa são pacientes de HPB. Desses pacientes, 3 milhões estão entre os 50 e 59 anos de idade, 2,6 milhões entre 60 e 69 anos e 2,8 milhões entre 70 e 79 anos.

Que outras Doenças podem causar a HPB?

A BPH também pode dar origem a outros problemas de saúde sérios com o tempo, se o tratamento adequado não for recebido. Tais problemas podem incluir sangue na urina, pedras na bexiga, retenção urinária aguda que impede a micção. É importante consultar o seu médico imediatamente, especialmente no caso de retenção urinária aguda. Também pode causar danos aos rins e bexiga, mas estes casos são geralmente raros.

Quem é mais vulnerável à HPB?

A HPB pode afetar a homens de todas as idades. No entanto, a possibilidade de desenvolver HPB é maior em alguns grupos familiares do que em outros. História familiar de HPB pode aumentar o risco de desenvolver a doença e, portanto, precisar de tratamento. Este é geralmente o caso quando um membro da família precisa de tratamento da HPB antes de 60 anos de idade.

Além da herança, outros fatores que podem aumentar a probabilidade de BPH incluem, a idade, raça e o lugar onde você mora.

Medicamentos para o tratamento da HPB

Se você está pensando em tomar medicação para tratar a BPH, alguns dos medicamentos que se podem usar no tratamento ou na redução dos sintomas incluem os seguintes: Flomax oral, Cialis oral, Rapaflo oral, Finasteride oral, Avodartoral, Tamsulosinoral, Terazosinoral, Uroxatraloral, Doxazosinoral, Prazosinoral, Jalynoral, Proscaroral, Alfuzosinoral, Minipress oral, Silodosin oral, Dutasteride oral, Cardura XL oral, Adcirca oral, emtre outros.

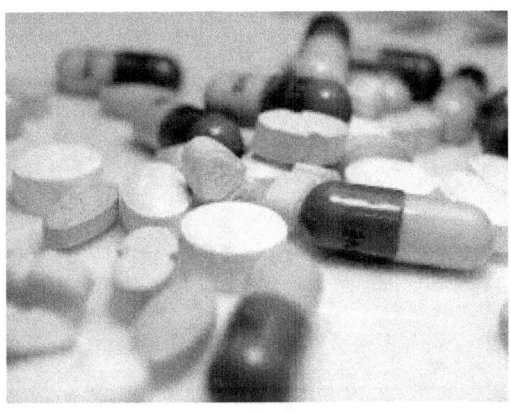

Câncer de Próstata

Este problema da próstata é o mais comum em homens de idade avançada e é considerado a segunda causa mais comum de mortes relacionadas com câncer em homens de idade avançada, após o câncer de pulmão. É simplesmente um tumor maligno da próstata, e também é o segundo câncer mais comum em homens após câncer de pele. Quando diagnosticado em seu estágio inicial o câncer é tratável, mas se o câncer de próstata se espalha além da próstata para os ossos, pulmões, gânglios linfáticos ou outros órgãos, é medicamente incurável; só pode ser controlado por algum tempo.

Sintomas do Câncer de Próstata

Em sua fase inicial, o câncer de próstata progride lentamente e não produz qualquer sintoma. No entanto, mostra alguns sinais de alerta que devem ser analisados e estes incluem os seguintes:

- Micção frequente à noite e às vezes durante o dia

- Micção difícil e dolorosa

- Sangue na urina ou no sémen

No entanto, estes sintomas ou sinais não são exclusivos do câncer de próstata. Os sintomas também podem ser devidos a um aumento da próstata ou algumas outras infecções. Alguns sintomas como dor nas costas, pélvis ou parte superior das coxas podem indicar que o câncer se espalhou para as costelas, pélvis e outros ossos.

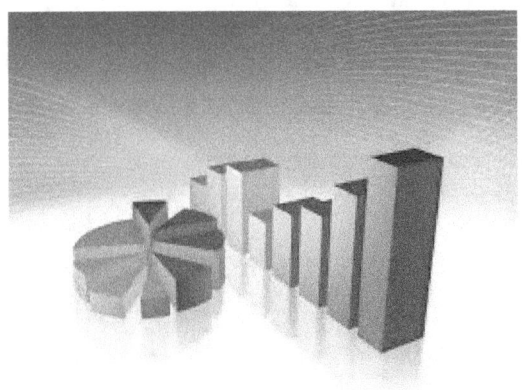

Estatísticas do Câncer de Próstata

De acordo com estimativas, em 2014 foram aproximadamente 233.000 novos casos de câncer de próstata diagnosticados e cerca de 29.480 mortes por causa do mesmo nos EUA. Também se estima que os homens afro-americanos estão em maior risco de câncer de próstata e, também, uma maior taxa de mortes.

Que condições podem causar o Câncer de Próstata?

O câncer de próstata torna-se mais perigoso quando evolui. O câncer de próstata avançado pode se espalhar para outras partes do corpo e claro, causar outros sintomas. Na disseminação para os ossos da coluna vertebral, também conhecidos como vértebras, pode causar uma complicação conhecida como compressão metastática da medula espinhal (CMME). Isso acontece porque as células cancerosas pressionam a medula espinhal. Este é frequentemente o motivo da dor e desconforto associado com o câncer de próstata avançado.

Quem é mais vulnerável ao Câncer de Próstata?

Vários fatores aumentam a vulnerabilidade de uma pessoa para o Câncer de Próstata. Os principais fatores de risco são a obesidade, idade e história familiar. Por exemplo, é pouco provável que os homens de idade inferior a 45 anos desenvolvam câncer de próstata, mas se torna mais comum com a idade. Alguns outros fatores que podem aumentar a vulnerabilidade ao câncer de próstata incluem, exposições médicas, vírus, dieta, fatores sexuais, entre outros.

Se pode Evitar o Câncer de Próstata?

A causa exata do câncer de próstata não é atualmente conhecida, e por este motivo, a maioria dos casos da doença não podem ser prevenidos.

Os casos que se desenvolvem a partir de fatores de risco tais como raça, idade, histórico familiar e outros, se enquadram na categoria de câncer de próstata dos que não se podem evitar. Mas o risco de tal ocorrência pode ser reduzido drasticamente aproveitando alguns alimentos, suplementos, vitaminas, etc....

Assistência Médica

Atitude dos Médicos sobre o Problema

A maioria das pessoas acredita que os médicos têm a resposta final ao seu problema quando desenvolvem algumas doenças, tais como as doenças relacionadas com a próstata. No entanto, isto não é verdade. É importante salientar que os médicos são influenciados pelas empresas farmacêuticas. Claro, os médicos são treinados anualmente pelas empresas farmacêuticas a acreditar que as drogas e medicamentos produzidos pelas grandes empresas farmacêuticas são as melhores formas para o tratamento das doenças.

Também é importante observar que o treinamento dos médicos depende dos investimentos das grandes empresas farmacêuticas nas universidades, associações profissionais e centros de investigação. A indústria médica só pode, por agora, lidar com problemas de saúde humana. Claro, a indústria médica já percorreu um longo caminho, mas ainda existem algumas condições médicas para as quais a indústria farmacêutica ainda não tem resposta. Portanto, confiar na indústria médica para o tratamento de tais condições conduz inevitavelmente à frustração.

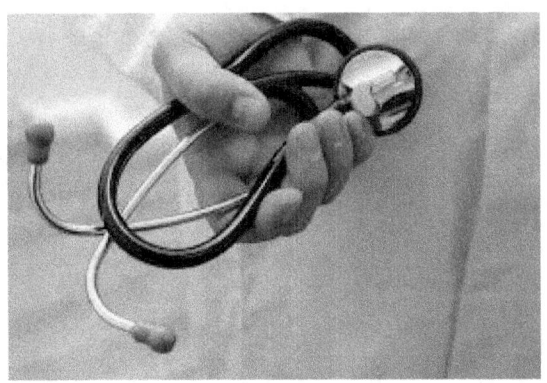

O principal problema é que os médicos não querem que você conheça como eles estão limitados na prestação dos serviços médicos e de saúde. Por este motivo, na maioria das vezes, eles recomendam medicamentos que não resolvem o problema, bem, eles simplesmente dão voltas na doença..., mas sem bater com o martelo no prego. No final, os médicos fazem você se sentir confiado sobre as drogas, que realmente não curam a doença, que simplesmente escondem os sintomas (tratar os sintomas e não a doença). Esta é a razão pela que a doença continuar a aparecer algum tempo depois, apesar de que está sendo tratada por algum tempo.

Esse conhecimento sobre a verdade dos médicos dos problemas associados com a próstata, bem como muitas outras doenças, pode começar um longo caminho para nos ajudar a encontrar uma cura eficaz para o problema e não para os sintomas, sem ter que gastar muito dinheiro em medicamentos e perda de tempo em visitas ao hospital.

A inflamação e algumas outras doenças da próstata podem ocorrer em qualquer. Os fatores de risco podem ser genéticos, idade, estilo de vida, etc... Enquanto o fator de risco das doenças da próstata aumenta com a idade, a doença da próstata pode ocorrer a qualquer idade. Portanto, não há razão para se sentir velho, porque você tem uma inflamação da próstata. Este é outro problema para obter ajuda médica em relação à inflamação da próstata. A maioria dos médicos tratam a inflamação da próstata como um problema natural da idade e, portanto, você se sente muito velho, mas isso não é verdade.

Você não deve cair em depressão simplesmente porque tem um problema na próstata. Claro que não. Você pode tratar a doença, tirando proveito deste livro e se sentir bem de novo.

Os médicos querem fazer crer você que as doenças da próstata não são curáveis, mas isso não é verdade. O câncer de próstata é totalmente evitável, e a prevenção e a cura são realmente muito simples e fáceis. Os profissionais da medicina, querem que você pense que o problema é muito científico, e que a única maneira de evitar o problema é você fazer testes regularmente.

Um estudo recente revelou que a forma mais comum de teste para o câncer da próstata (PSA) é completamente inútil e que, em vez de ajudar os homens, os prejudica.

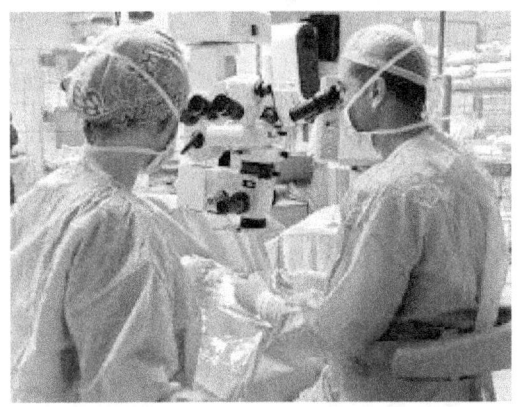

O câncer de próstata é geralmente tratado com quimioterapia e radiação, no entanto, descobriu-se que a taxa de sucesso a longo prazo destes tratamentos é muito baixa. Em vez de arriscar sua vida com medicação ortodoxa, você pode tirar vantagem dos remédios naturais deste livro, que podem salvar sua vida e ajudar você no tratamento dessas doenças com facilidade, com um grande número de benefícios adicionais.

O "Pink Elephant" e os Tratamentos Gerais

Os Medicamentos comumente Prescritos pelos Médicos e seus Efeitos Colaterais

Medicamentos   Efeitos Colaterais

Finasterida

Os efeitos colaterais desta medicação são raros, mas incluem os seguintes:

- Impotência

- Diminuição da libido

- Desenvolvimento anormal dos órgãos sexuais do feto homem

- Problemas de ejaculação

- Diminuição da capacidade de obter e manter uma ereção, etc.

Dutasteride

Este é um inibidor da 5-alfa-redutase, como a finasterida e tem efeitos colaterais semelhantes com o anterior, que incluem:

- Diminuição da libido

- Problemas de ejaculação

- Diminuição da capacidade de obter e manter uma ereção

Alfuzosina

É um bloqueador alfa que relaxa os músculos da bexiga e tem os seguintes efeitos colaterais:

- Dor de cabeça com tontura

- Problemas de estômago

- Diminuição do sémen durante a ejaculação

Doxazosina

É também um bloqueador alfa que relaxa os músculos da bexiga e tem os seguintes efeitos colaterais:

- Diminuição do sémen durante a ejaculação

- Dor de cabeça com tontura

- Problemas de estômago

Terazosina

- Diminuição do sémen durante a ejaculação

- Dor de cabeça com tontura

- Problemas de estômago

Silodosina Oral

- Diminuição do sémen durante a ejaculação

- Secreção nasal ou congestionamento

- Tonturas

- Problemas de estômago

Cialis Oral

- Dor de cabeça

- Dor de estômago

- Dor nas costas

- Dor muscular, congestão nasal, vermelhidão ou tonturas

- Os raros efeitos secundários incluem:

- Erupção cutânea, comichão, inchaço, tonturas graves, dificuldade para respirar

Adcirca Oral

- Cólicas estomacais

- Indigestão

- Dor de cabeça

- Vermelhidão temporária de pescoço e face e outros

Reduza sua Inflamação

A natureza nos oferece quase tudo o que precisamos para viver saudáveis. A razão pela que encontramos ainda algumas doenças intratáveis é porque não fomos capazes de aproveitar dos recursos naturais disponíveis para curar as diversas doenças que são a praga do homem.

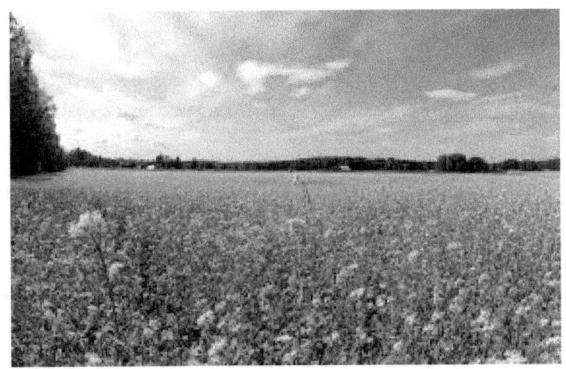

O câncer de próstata e algumas outras doenças da próstata podem ser reduzidas e até mesmo curadas com a dieta apropriada. A dieta em questão inclui amidos e carnes, vegetais e gorduras poli-insaturadas. Estudos recentes têm demonstrado que uma dieta para reduzir a inflamação celular pode ajudar a evitar as doenças da próstata.

As células da próstata se tornam de normais à neoplasia intraepitelial prostática (NIP), antes de se tornar cancerosas. Algumas células NIP podem não se tornar cancerosas, porém, é evidente que uma célula da próstata deve passar para NIP para depois ser cancerosa. O Dr. A. do Johns Hopkins Medicine descobriu que uma célula apresenta sinais evidentes de inflamação antes de entrar no estado NIP. Isso deixa claro que existe uma ligação entre a inflamação e o câncer de próstata; no entanto, isto não tem sido claramente verificado. Claro que é um feito já conhecido que a obesidade aumenta a inflamação das células e também aumenta a probabilidade de desenvolver câncer de próstata.

Um estudo realizado em 4.577 homens com câncer de próstata não metastática revelou que se reduz o risco de morrer por câncer de próstata ao consumir gordura saudável. De acordo com o estudo, aqueles que consomem uma maior quantidade de gorduras vegetais têm um menor risco de desenvolver câncer de próstata metastático ou morrer da doença. Pelo contrário, os homens que consomem grande quantidade de gordura animal e transgênica aumentam o risco de morrer da doença.

Portanto, o estudo descreve claramente como a dieta pode ser importante para reduzir a inflamação. Dietas saudáveis e anti-inflamatórias são uma necessidade, não apenas para pacientes com câncer de próstata, mas também para todo o mundo. Isso ocorre porque essas dietas não só fornecem benefícios aos pacientes com câncer, mas também podem, a longo prazo, fornecer boa saúde em todos os outros aspectos de sua vida.

Alimentos que Reduzem a Inflamação

O estudo mostra que um de cada seis homens americanos desenvolverá câncer de próstata. Você pode iniciar o caminho para evitar o desenvolvimento de câncer na glândula prostática com uma dieta baixa em gordura e rica em nutrientes. As dietas são essenciais para manter a boa saúde na próstata e para prevenir o câncer. Os alimentos recomendados para o tratamento de câncer e doenças da próstata incluem:

- **Brócolis**

- **Repolho**

- **Couve-flor**

- **Outros vegetais que pertencem à família das crucíferas.**

Estes alimentos são essenciais para reduzir a inflamação, uma vez que contém isotiocianatos que são fitoquímicos protetores. Além disso, eles também são antioxidantes muito eficazes.

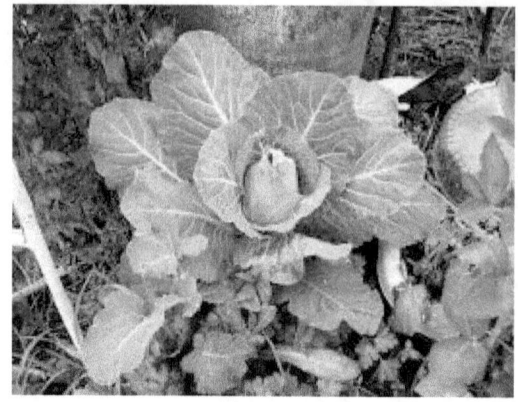

Alimentos ricos em vitamina E podem também ser muito úteis, pois é conhecido que a vitamina E reduz a inflamação da próstata e é também é um protetor contra o câncer.

Esses alimentos incluem:

- **Cereais integrais**

- **Grãos de trigo**

- **Óleos vegetais**

- **Gérmen de trigo**

- **Nozes e sementes**

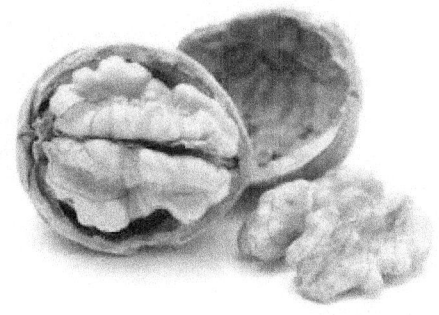

O **gengibre** é outra solução eficaz para reduzir a inflamação da próstata. Sua eficácia é devido a seus compostos anti-inflamatórios, ou seja, o gingerol e o paradol. Estes compostos são tão eficazes que ajudam a reverter e evitar o crescimento e aumento das células da próstata e, portanto, reduzir drasticamente o câncer de próstata. A raiz de gengibre tem aparecido em numerosos estudos.

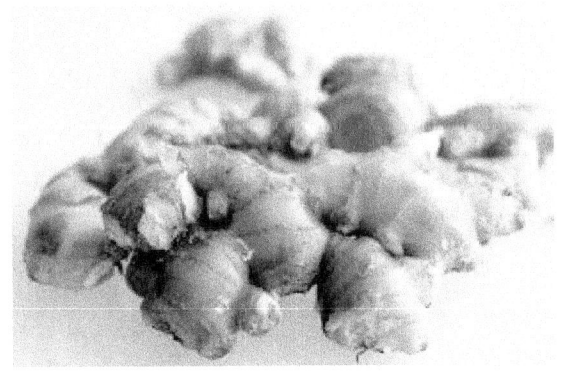

Em um estudo em particular, se observou que o gengibre reduziu a inflamação da próstata até em 56%. É muito interessante, que não é só isso, também protege a próstata de futuras inflamações e evita os efeitos colaterais que poderiam surgir da inflamação da próstata.

Óleos vegetais e peixes que são ricos em gorduras omega-3 também podem ser muito úteis para reduzir o risco de câncer de próstata.

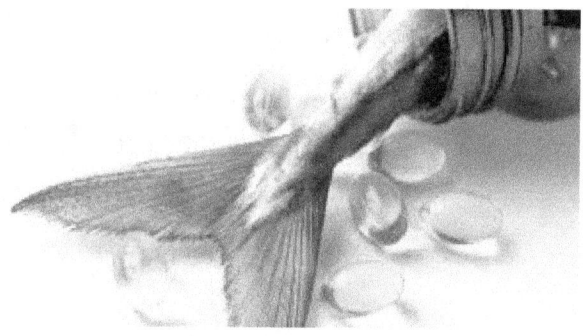

Alimentos com fibras, fitoquímicos, selênio e vitamina E também podem ser muito úteis na prevenção do câncer de próstata.

Um bom exemplo deste tipo de alimentos inclui os **cereais integrais**.

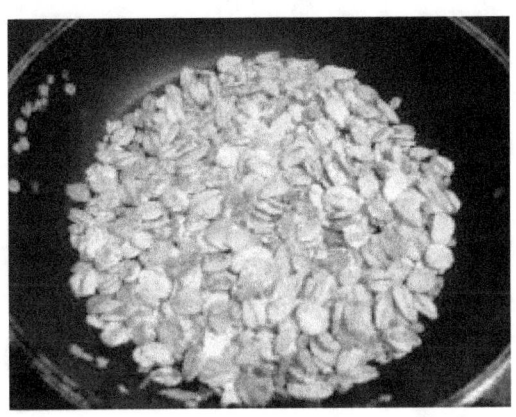

Produtos de soja são muito eficazes para retardar o crescimento das células tumorais e também para evitar a inflamação da próstata. O principal ingrediente dos alimentos, responsável por essa ação é conhecido como isoflavonas. Esta substância diminui a diidrotestosterona (DHT), um hormônio responsável de estimular o crescimento do tecido da próstata.

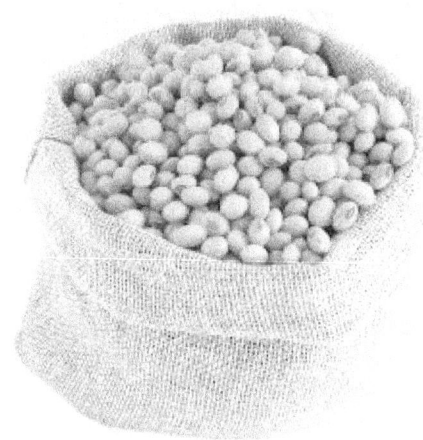

O câncer de próstata pode ser reduzido com licopeno. O licopeno é um antioxidante muito potente, que pertence ao grupo dos carotenoides.

Normalmente é encontrado em **tomates, os produtos com tomate, as frutas vermelhas, a melancia,** bem como em muitos suplementos dietéticos antioxidantes. Em um estudo com mais de 4.800 homens, foi descoberto que esta substância pode reduzir o risco de câncer de próstata. Quando os tomates são cozidos eles liberam mais licopeno e, portanto, usar tomates em sopas e molhos pode ser muito útil para reduzir o risco de câncer ou inflamação na próstata.

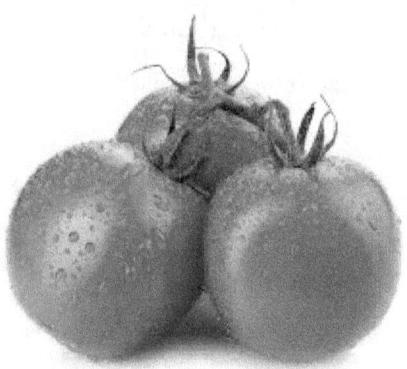

O selênio é um antioxidante que também pode ser muito útil para reduzir a inflamação e o risco de câncer de próstata. Geralmente encontrado em nozes.

Também pode ser encontrado em outros alimentos, tais como:

- **Farelo**

- **Gérmen de trigo**

- **Aveia**

- **Arroz integral**

- **Frutos do mar**

- **Carnes**

É aconselhável para pessoas com aumento da próstata, beber muita água e outros líquidos não alcoólicos. A razão é que esses fluidos são de grande ajuda para lavar a bexiga. Também deve evitar bebidas como a cerveja e a cafeína.

Tente suplementos de palmeira anã americana (**Saw Palmetto**) para os problemas da próstata. Um estudo com 120 mg de urtiga e 160 mg de palmeira anã mostrou que a combinação de ervas pode ajudar às pessoas com problemas de próstata. De acordo com o estudo, os homens que tomaram as ervas terminaram com 30% menos de sintomas. O produto erval é agora utilizado no tratamento da inflamação da próstata e dos problemas relacionados, devido às suas condições de eficiência. O Saw Palmetto essencialmente reduz a atividade da 5-alfa-redutase, que é uma enzima responsável pela dihidrotestosterona (DHT). Bloqueia a conversão de testosterona em DHT e, desta forma, reduzir o câncer de próstata. Desta forma, ele também ajuda no fortalecimento do colo da bexiga, que favorece um forte fluxo de urina.

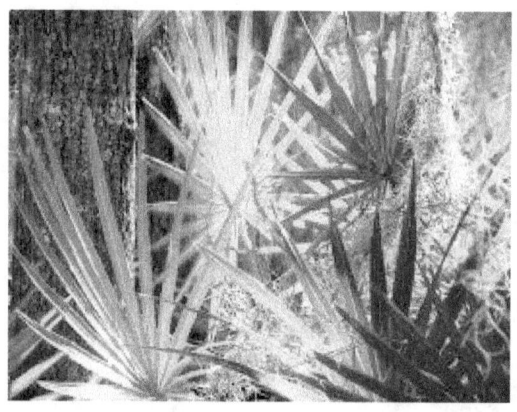

Como a palmeira anã, as folhas de urtiga também são muito eficazes para o tratamento e para reduzir a inflamação da próstata. A urtiga é uma planta de origem europeia. É conhecida por suas propriedades medicinais, especialmente suas propriedades anti-inflamatórias. Atua como a palmeira anã bloqueando a conversão da testosterona em DHT e, portanto, é essencial para aumentar o fluxo e volume urinário.

As **sementes de abóbora** são utilizadas como tratamento para dificuldades na micção, na Alemanha. O sistema imunológico é reparado pelo zinco da semente e ele também pode atuar como um bom diurético. No entanto, o câncer da próstata não pode ser tratado por meio desse método, mas é um grande aliado para tratar os problemas e dificuldade para urinar. Você pode esmagar as sementes frescas para fazer um chá, ou comê-las cruas ou torradas. A semente contém um óleo natural que ajuda a inibir a hiperplasia da próstata (alargamento) induzida pela testosterona. Assim, é essencial para o alívio permanente da próstata e garantir que seu sistema urinário é forte e está em bom estado.

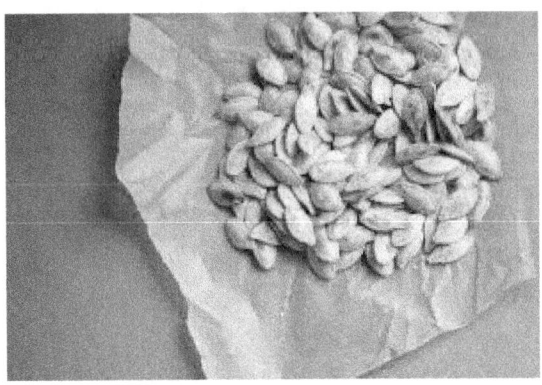

Os chás também podem ser muito úteis na redução dos problemas de próstata alargada.

Os tipos de chás que são recomendados para tais fins incluem:

- **Mirtilos**

- **Algodãozinho**

- **Uva**

- **Urtiga**

- **Chá verde**

As investigações revelaram que o processo do câncer de próstata pode diminuir significativamente com o chá verde. Um dos ingredientes mais importantes, responsável de tal ação no chá verde é o polifenon E, que ajuda a reduzir os marcadores, o que simplifica o acompanhamento do desenvolvimento do câncer de próstata. O algodãozinho do mato também é um remédio natural muito eficaz para a inflamação e câncer da próstata. O chá de uva ursina pode também ser muito útil na redução de problemas de próstata alargada.

A **semente de romã** também é muito importante devido a sua eficiência. A semente tem grande quantidade de antioxidantes de forma concentrada.

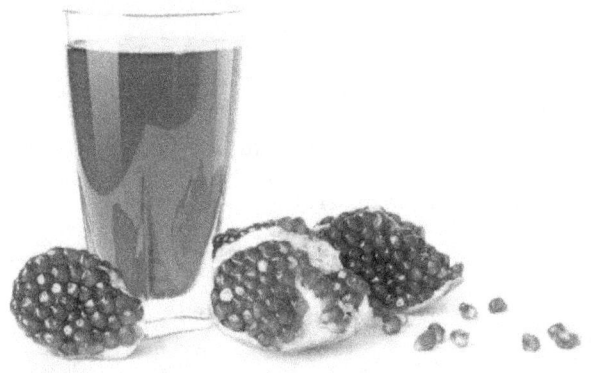

Os antioxidantes são eficazes na limitação e impedir o crescimento da próstata, bem como melhorar a dor que pode estar associada com a inflamação da próstata. Isso explica por que é aconselhável que os homens de mais de 40 anos tomem suplementos ou sementes de romã para complementar sua dieta sempre que possível, porque é a base para produzir antígenos protetores para a próstata e, assim, reduzir a possibilidade da inflamação prostática, assim como outras doenças da próstata. Não só nisso, ele ajuda você a garantir a saúde geral do corpo.

Alimentos que Reduzem a Inflamação

Homens que já têm a problemas de próstata alargada devem evitar certos alimentos, porque este tipo de alimentos agrava a inflamação. Aqui, se descrevem brevemente os produtos alimentícios que podem agravar a inflamação e por que.

Alimentos Refinados

O Canal de Urologia recomenda algumas possibilidades alimentares para aqueles que sofrem de hiperplasia prostática benigna ou outras doenças da próstata.

Entre as recomendações estão, **evitar** todos os produtos feitos com **açúcar refinado e farinha refinada**.

São exemplos deste tipo de comida o pão branco e os produtos de confeitaria industrial. Também é aconselhável que os homens com HPB e outras doenças relacionadas com a próstata, devem evitar os alimentos processados, frituras, óleos hidrogenados e a chamada comida de plástico (fast-food ou junk-food).

Alimentos que causam sintomas de sensibilidade

O Canal de Urologia também sublinha que os homens que sofrem de doenças da próstata devem evitar os alimentos que causam sintomas de sensibilidade. É muito importante que este tipo de dieta seja identificado e evitado. A forma mais simples de identificar o alimento sensível é excluir os mais comuns e evitar a incorporação de outros. Quando é observada uma melhoria, pode começar a adicionar os alimentos, um após o outro, para localizar exatamente a qual você é sensível. Alimentos que podem estar nesta categoria incluem, mas não estão limitados a os amendoins, ovos, milho, marisco, glúten de trigo e outros similares.

Ovos, Cereais e Aves de capoeira

Um estudo de janeiro de 2006 sobre os alimentos que aumentam a incidência de HPB revelou que pães e cereais estão na categoria de alimentos que podem aumentar a ocorrência da doença. Outros alimentos que se encontram nesta categoria são ovos e aves de capoeira. Embora os produtos lácteos se devem evitar devido à sua associação com a hiperplasia prostática benigna, o queijo e o iogurte não se devem evitar. Normalmente é uma grande fonte de cálcio, mas homens com HPB podem obter o cálcio de outras fontes, tais como espinafre, salmão, vegetais verdes, nabo, amêndoas, ervilhas, brócolis, feijão cozido, couve de Bruxelas e muitos outros.

Recomenda-se evitar **refeições picantes e alimentos ácidos**, bem como álcool e outras substâncias que podem causar irritação no trato urinário.

A **carne vermelha** deve ser reduzida. Isto é porque ela contém uma elevada percentagem de gorduras saturadas de origem animal, que está fortemente associada com um aumento da incidência de problemas de próstata.

O excesso de peso também está relacionado com problemas de próstata e a carne vermelha é uma das causas do excesso de peso. Reduzir a carne vermelha pode ajudá-lo a perder peso e, assim, reduzir a incidência de doenças da próstata.

Também é importante limitar a cafeína e outros estimulantes tais como **café, alguns chás e bebidas energéticas**.

Algumas partes da próstata são do músculo macio, portanto, a cafeína e alguns outros produtos fazem o músculo se contrair e pode causar dificuldade para urinar. Não apenas isso, a cafeína também aumentar a frequência de micção e a irritação da bexiga. Como a cafeína, outros estimulantes como anti-histamínicos também afetam os tecidos macios do corpo humano e, portanto, devem ser evitados.

Recomendação de Alimentos ricos em vitamina E, vitamina A, Selênio e Lecitina

É recomendado alimentos ricos em vitamina A, vitamina E, Selênio e Lecitina para reduzir a inflamação da próstata e outras doenças relacionadas.

Vitamina E

Esta vitamina é essencial para manter ativo o sistema reprodutivo. Ajuda a melhorar a capacidade reprodutiva, de ambos, homens e mulheres. É muito útil para manter ativa e funcional a próstata. A seguir exemplos de alimentos que contêm essa vitamina: Óleos vegetais, margarina, gérmen de trigo, nozes, grãos integrais, folhas verdes, entre outros.

Vitamina A

A vitamina A tem muitas funções, mas atua primariamente na membrana mucosa dos órgãos genitais, incluindo a próstata. O corpo pode obter a vitamina A pela fabricação de betacaroteno, que é um precursor da vitamina A. Encontra-se nos legumes de cor laranja, abóbora, cenoura, batata doce, espinafre, brócolis e muitos outros vegetais de cor verde escuro. A vitamina A também pode ser obtida pelo organismo a partir de produtos de origem animal como a manteiga, o leite, o queijo, os ovos, fígado, peixe, etc.

Selênio

O selênio é essencial para a cicatrização da glândula prostática, bem como para impedir as doenças da próstata. Exemplos de alimentos que contém selênio incluem as nozes, frutos do mar (p. ex. ostras), peixes (por exemplo, atum), pão de trigo integral, sementes de girassol, carne de porco (por exemplo, carne magra de porco), carne vermelha e cordeiro (por exemplo, carne magra), frango e peru, cogumelos, grãos integrais, etc.

Lecitina

A lecitina é uma substância natural muito boa para a próstata. Além disso, é muito boa para melhorar a saúde em geral. A lecitina pode ser encontrada em um grande número de alimentos, mas principalmente na soja. Você também a pode obter da gema dos ovos e algumas plantas.

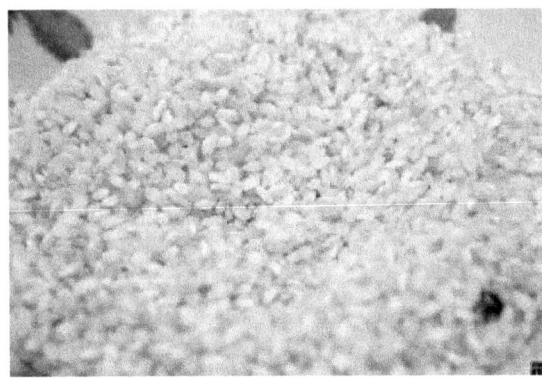

A necessidade de uma dieta adequada para a saúde da próstata não pode ser exagerada. O início precoce de uma dieta adequada é absolutamente essencial para evitar os problemas de próstata e os incômodos que causa.

É necessário aproveitar as dietas e alimentos bons para a próstata.

Soluções Amish

Vantagens das Terapias Naturais

As terapias naturais para tratar a inflamação da próstata têm muitas vantagens sobre os métodos tradicionais para o tratamento da doença. As vantagens das terapias naturais são bastante óbvias e pouco se pode discutir.

O tratamento médico tradicional tem vários efeitos colaterais. Já foram discutidos acima alguns dos efeitos colaterais dos medicamentos, muitas vezes recomendados pelos médicos para o tratamento da inflamação da próstata e o crescimento canceroso. A maioria destes efeitos secundários o afetarão por muitos anos, mesmo quando a inflamação da próstata já foi tratada com sucesso. No entanto, as terapias naturais não têm efeitos colaterais. Isto é muito reconfortante e você não tem nada com que se preocupar no que se refere às terapias naturais, ao contrário dos tratamentos médicos tradicionais.

Além disso, os produtos naturais são muito baratos e a maioria deles podem ser preparados em casa com a combinação certa de ingredientes, pode acompanhar as melhores combinações neste livro.

Estes ingredientes são muito mais eficazes do que as drogas, que os médicos afirmam que são a única saída para o problema. Em vez de gastar muito dinheiro em drogas que funcionam mal, você pode aproveitar as terapias naturais para tratar e prevenir o câncer de próstata, bem como outras doenças relacionadas com a próstata e inflamatórias.

Os médicos querem que você acredite que o câncer e os problemas de próstata são doenças completamente científicas e, portanto, não podem ser tratadas por qualquer outro método que não seja a cirurgia, medicamentos e outros procedimentos médicos invasivos. Eles querem fazer você acreditar que a única maneira de prevenir o câncer de próstata é fazendo testes e exames regularmente, mas isso não é verdade. Foi revelado recentemente que o teste mais comum para o câncer de próstata, o PSA, não ajuda os homens de forma alguma, mas os prejudica. Um estudo recente revelou que a terapia de radiação e quimioterapia, os dois métodos mais comuns utilizados pelos médicos no tratamento do câncer de próstata têm uma taxa de sucesso a longo prazo muito baixa.

A abordagem dos métodos tradicionais para o tratamento do câncer de próstata geralmente são processos **muito invasivos** e envolvem muitas dores e desconforto, mas este não é o caso das terapias naturais para o tratamento da doença.

Ao invés de passar por um processo intensamente doloroso e invasivo, pode aproveitar as terapias naturais, que são muito eficazes no tratamento do câncer de próstata.

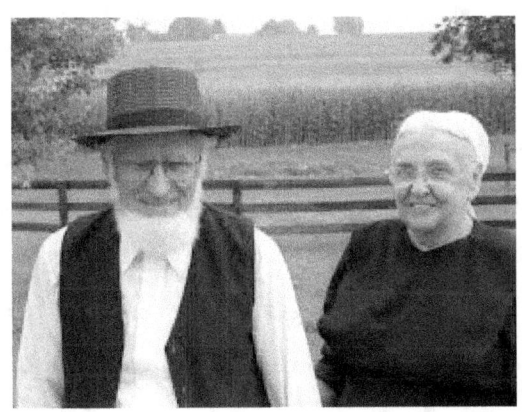

Os Amish

Os Amish são membros de um grupo religioso protestante dos Estados Unidos, que migraram da Europa para a América do Norte e tentam manter um estilo de vida baseado na Bíblia. Eles seguem os ensinamentos de Jacob Ammann, um cidadão suíço do século XVII. Os Amish seguem costumes muito simples e se recusam a fazer juramentos, votar ou fazer serviço militar. Eles também rejeitam o conforto e a tecnologia moderna. Os Amish viajam de cavalo ou carruagem e não têm eletricidade, nem telefone em casa.

Embora os Amish são considerados estranhos no mundo moderno, há algumas coisas que podemos aprender com eles. Os Amish seguem uma vida muito saudável, simplesmente usando as habituais terapias naturais e que têm sido esquecidas pela sociedade moderna. Isto explica o segredo de sua saúde e longevidade. Eles estão interessados na visão tradicional, que permite ver o quão importante são as coisas fornecidas pela natureza e, portanto, aproveitá-las.

A verdade é que os Amish não guardam um segredo e todo mundo deve refletir cuidadosamente sobre a possibilidade de ter boa saúde e seguir a eficiência e utilidade das terapias naturais. Claro, não viveremos como os Amish, obsoletos, mas temos que aproveitar suas terapias naturais.

Felizmente, a utilidade das terapias naturais já foi descoberta por muitos especialistas e eles estão sendo estudadas para o tratamento das doenças da próstata, bem como outras doenças que afetam à raça humana.

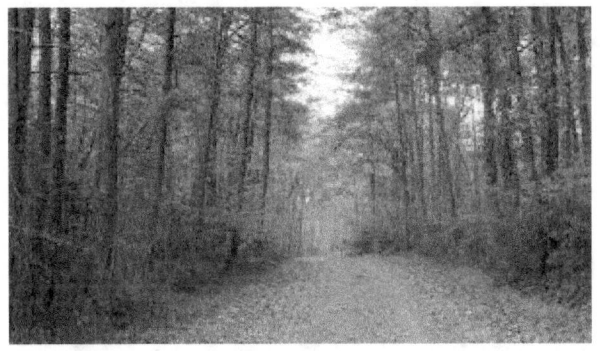

Acredite ou não, a natureza nos fornece quase tudo que precisamos para viver de forma saudável, explorando e aproveitando estas características naturais, sua saúde pode ser garantida e protegida. A indústria médica não quer que nós conheçamos a eficácia das terapias naturais, mas a verdade não pode ser escondida. O câncer de próstata e outras doenças da próstata podem ser melhor tratadas com as terapias naturais.

Chá de Melancia

Os Amish usam o chá de melancia para limpar seu sistema interno e ajudar com os problemas da próstata e bexiga.

Pode ser uma grande forma de tratar os problemas causados pelo alargamento da próstata.

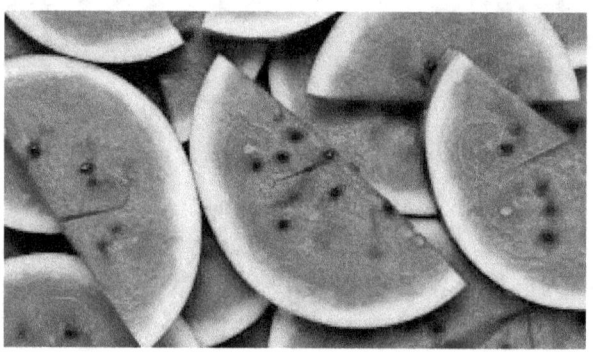

Receita:

Preparar uma xícara de sementes de melancia em um litro de água fervente, beber de manhã e pela noite ajudará na lavagem de seu sistema interno e, portanto, reverter os efeitos do alargamento da próstata.

Uma forma alternativa é: Adicionar 1/8 de sementes de melancia num copo e encher com água fervente. Deixar esfriar o chá e beber um copo todos os dias, por 10 dias.

Chá de Seda de Milho

O chá de seda de milho é muito utilizado no tratamento de problemas do trato urinário e dos problemas da próstata. Beber chá de seda de milho ajuda a desintoxicar o corpo, especialmente se você está sofrendo de doenças da próstata. O chá tem ação antisséptica, o que ajuda com sucesso na redução da dor e as toxinas nos rins e bexiga.

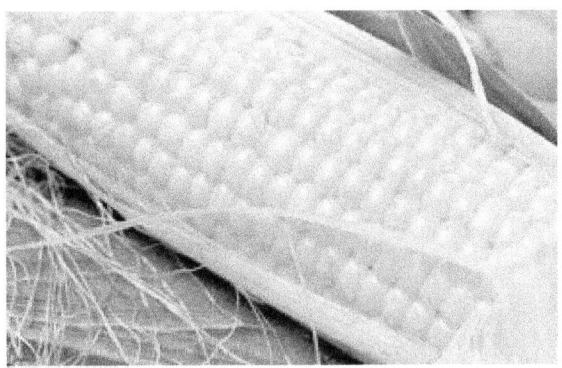

Os benefícios do chá de seda de milho são maravilhosos, mas o benefício mais surpreendente do chá é que não só ajuda a eliminar as infecções urinárias, mas também ajuda a prevenir a infecção no futuro. Beber este chá pode ajudar consideravelmente ao nosso sistema a lutar contra a infecção do trato urinário e dos cálculos renais. O chá é um diurético muito leve e com a tempo ajuda a manter o sistema interno limpo.

Receita:

Para preparar o chá de seda de milho, adicionar seis fios de seda de milho em um quarto de litro de água fervente. Tomar três vezes ao dia. Deixar a seda de milho ferver aproximadamente por 10 minutos em água fervente. Se desejar, você pode adicionar adoçante, tais como o açúcar ou mel. Aqueles que buscam um remédio eficaz para a sua saúde podem aproveitar o chá da seda de milho, uma terapia eficaz e natural, que funciona.

Que podemos Esperar

A cirurgia, a quimioterapia e a radioterapia não são a maneira mais eficaz para o tratamento do câncer de próstata. Não só tem um exorbitante custo, tanto em dinheiro e em tempo, eles também podem ter muitos efeitos colaterais perigosos, que vão desde a disfunção erétil, incontinência urinária e náuseas pós-quimioterapia, e danos nos nervos e a perda de urina temporária ou permanente.

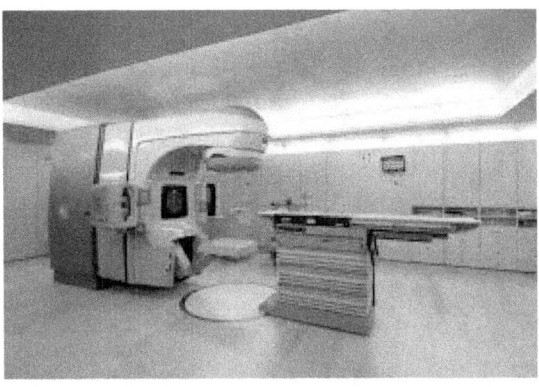

Esse método para o tratamento do câncer de próstata não é uma ciência nova, mas que implica coisas que temos à nossa volta.

O consumo por 7 dias de uma bebida caseira simples, que contém muitos ingredientes bons para a próstata, reduz a inflamação um 90%.

Embora estes produtos são muito simples, não representa que sua eficácia seja menor.

Resultado Garantido para a Redução da Inflamação da Próstata

Com o chá de seda de milho e o chá de melancia tem um resultado garantido para reduzir em 90% o volume da próstata. Isso ocorre porque o chá contém ingredientes que são tão eficazes, que atuam na próstata e também na causa real do alargamento da próstata, com resultado eficaz, que em 7 dias já se observa uma mudança notável. Claro, atualmente muitos outros produtos à base de plantas estão sendo produzidos em diferentes países do mundo, que mostraram que têm a solução para tratar o câncer de próstata e em pouco tempo ajudar você a ficar em forma e saudável.

Às vezes, você pode precisar tomar mais de 7 dias o chá ou produto à base de plantas, para atingir o resultado desejado. Deve seguir tomando o chá até que tenha uma mudança substancial em sua doença da próstata e de saúde.

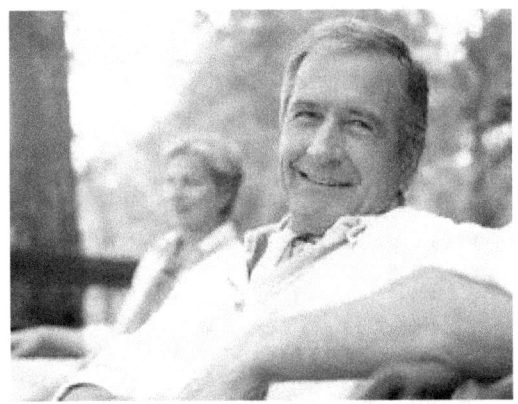

Pode ser por 7 dias, ou o tempo necessário no seu caso. Muitas pessoas ao redor do mundo aceitaram instantaneamente o tratamento natural deste livro. Obviamente, este tratamento não depende dos médicos, que ainda estão confusos com os tratamentos naturais.

Você pode ajudar a si mesmo ou seus entes queridos com produtos eficazes para o tratamento da doença e a inflamação da próstata.

Como os Chás de Desintoxicação Reduzem sua Inflamação da Próstata

O chá de desintoxicação chega à raiz do problema e cura a próstata diretamente da raiz. Isso não só garante se recuperar da doença, também que você ficará saudável depois. Por esta razão você precisa o chá de desintoxicação, para prevenir e reduzir os problemas da próstata. Os chás de desintoxicação agora são muito usados por pessoas ao redor do mundo na cura com chá. Não existem apenas chás de desintoxicação também se produzem um grande número de suplementos que contêm ingredientes similares ao chá de desintoxicação e, portanto, também são eficazes para curar as inflamações da próstata e suas complicações.

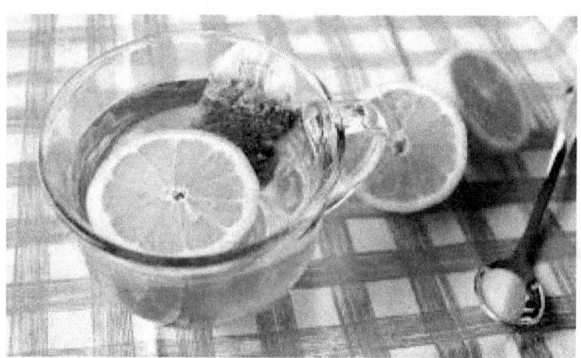

O chá Detox ataca a inflamação prostática de duas maneiras:

- Ajuda na redução da diidrotestosterona (DHT).

- Ajuda a reduzir a inflamação da próstata.

A testosterona, um hormônio esteroide masculino responsável pelas características sexuais secundárias masculinas, rapidamente é convertida em diidrotestosterona (DHT), quando envelhecem os homens. O diidrotestosterona é um hormônio androgênico que se acumula na próstata e provoca o alargamento da próstata. Portanto, quando a conversão da testosterona em DHT é bloqueada, é experimentado um alívio imediato na inflamação da próstata. Isto leva a uma redução drástica e significativa na dor e desconforto experimentado como resultado da inflamação da próstata e condições relacionadas.

Em segundo lugar, o chá de desintoxicação também reduz diretamente a inflamação da próstata. Controla a inflamação da próstata, contribuindo assim a reduzir a inflamação e a irritação. Desta forma você pode ter certeza que sua função urinária melhorará consideravelmente, bem como seu estado de saúde geral.

O chá de desintoxicação reduz a inflamação da próstata sem qualquer dor ou desconforto. O médico lhe recomendará um monte de testes, medicamentos e cirurgia, que na verdade não cura a pessoa afetada, mas que lhe causa muita dor e desconforto. Com as terapias naturais e ervas testadas, você pode ter certeza que sua condição melhorará substancialmente em um curto espaço de tempo e que poderá continuar com sua vida e trabalhar como de costume. O câncer e a inflamação da próstata podem ser muito irritantes e dolorosos. Para as pessoas que sofrem destas doenças é difícil ter uma vida normal e o pior de tudo, os especialistas médicos lhe fazem acreditar que agora é velho e adicionam um sentimento de tristeza deprimente. No entanto, as doenças da próstata podem acontecer com qualquer um e agora pode aproveitar a solução natural eficaz para ter boa saúde e poder cuidar de sua casa e sua família.

Chás Detox e Dietas Saudáveis

Para obter o melhor resultado na redução da próstata, é essencial combinar os chás de desintoxicação com uma alimentação saudável. Na medida do possível, as pessoas que sofrem de inflamação prostática devem evitar alimentos que agravam a inflamação. Alimentos que agravam a próstata têm sido descritos anteriormente e, através deles, você pode descobrir a dieta que pode melhorar a sua condição e que dieta evitar.

Para garantir a máxima saúde e bem-estar geral, recomendamos que você não apenas incorpore estes alimentos por um tempo em sua dieta, você deve mantê-los em sua dieta ao longo da vida. Uma dieta saudável é essencial para todos, não apenas para pacientes com câncer de próstata. Muitas das doenças e sintomas de problemas de saúde sofridos pelas pessoas atualmente estão relacionados, de uma maneira ou de outra, com sua dieta. A maioria das doenças estão relacionadas, em todos os aspectos, com a dieta. Isto significa claramente que uma dieta adequada é a forma de eliminar estas doenças.

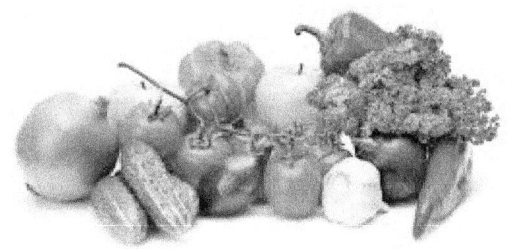

Com uma dieta apropriada, o número de mortes no mundo se reduzirá consideravelmente. É essencial que os chás acima referidos sejam combinados com uma dieta adequada para obter o melhor resultado. Assim, a informação adequada é essencial para todos aqueles afetados por doenças da próstata e este livro contém quase tudo o que você precisa para viver de forma saudável e evitar ou eliminar o alargamento da próstata.

Outros chás maravilhosos que ajudarão você a reduzir drasticamente o tamanho da próstata incluem, os **mirtilos, algodãozinho do mato, uva ursina, urtiga e chá verde**.

Estes chás são muito poderosos e estão ajudando a muitos homens para lidar com eficiência com a inflamação da próstata. Por exemplo, o chá de mirtilos, feito com extratos de mirtilo é tão eficaz que atualmente é utilizado na maioria dos suplementos para a redução da inflamação da próstata.

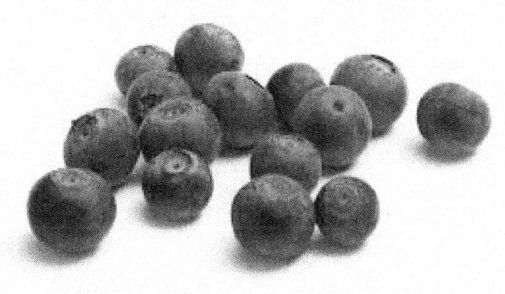

O chá de mirtilo, bem como os outros chás acima mencionados, ajuda a melhorar o fluxo de urina e reduzem o risco de doenças da próstata. Além disso, eles ajudam você a tratar e reduzir a dor associada com a hiperplasia benigna da próstata. Quando você toma extrato de mirtilo diariamente, já seja como paciente de prostatite ou não, você experimentará uma substancial redução das infecções urinárias e também normalizará seu fluxo urinário. Você pode aproveitar as vantagens desta eficaz solução para a inflamação da próstata e obter um bom funcionamento da próstata.

A Cura Natural da Próstata

Nesta fase do século XXI, os médicos ainda estão castrando aos homens. Os métodos convencionais de tratamento baseiam-se em cirurgias, radiação, venenos e antibióticos. Tratando os sintomas em vez da causa da doença.

Os resultados são terríveis:

fraldas, impotência, perda de fertilidade, disfunção urinária, perda de cabelo e muitos outros.

Os problemas de próstata podem ser curados naturalmente com uma dieta saudável, suplementos nutricionais, hormônios naturais, jejum semanal e exercício. Dieta e estilo de vida curam as doenças.

A cura natural inclui:

- Uma dieta adequada

- Suplementos nutricionais de qualidade

- Equilíbrio hormonal natural

- Exercício físico regular

- Jejum semanal

- Eliminar os medicamentos com prescrição médica

- Acabar com maus hábitos (tabagismo, álcool e comer demais)

A medicina holística trata a pessoa completa, ao invés de apenas tratar os sintomas da doença.

Alimentação e Dieta

A dieta é o fator mais importante na determinação do nosso estado de saúde. Todos sabemos que para sobreviver precisamos comer, mas mesmo assim, muitas pessoas não conhecem a relação entre alimentação e saúde. Acreditamos que podemos comer o que queremos, e quando ficamos doentes (pela má alimentação), o podemos resolver com medicamentos, que são tóxicos, se tomados como o médico disse. Isto tem provado ser completamente falso. Esses medicamentos, todos têm efeitos colaterais, muitas vezes piores que o problema que, supostamente, querem sanar.

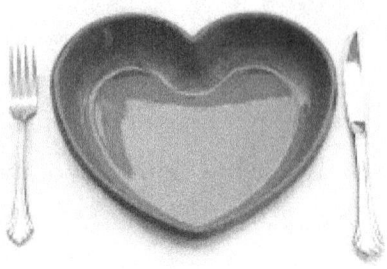

Mesmo os suplementos nutricionais não servem, quando não se acompanham de uma boa alimentação. Os exercícios não nos dão os resultados que procuramos quando comemos mal, e é impossível o jejum se não temos uma reserva de nutrientes e água em nosso corpo.

Portanto, primeiro a alimentação e depois o outro.

Para começar, é recomendável uma dieta composta de alimentos completos. Os alimentos completos são aqueles que estão em seu estado natural. Os vegetais, tubérculos, frutas, legumes, grãos, carne animal, etc. Deve eliminar todos os produtos refinados, óleos hidrogenados, carne criada convencionalmente, comida rápida, sucos que não sejam frescos ou feitos em casa, adoçantes, sal e açúcar refinado e qualquer outro produto que não seja 100% natural.

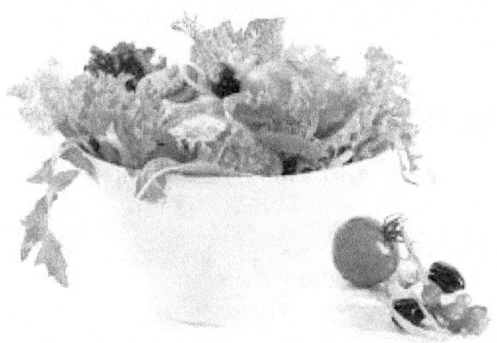

O protocolo recomenda uma dieta vegetariana ou pobre em gordura. Enquanto uma dieta vegetariana é perfeita para curar doenças, não todo o mundo segue este método, então você pode comer gorduras e produtos animais que sejam naturais. Por exemplo, se vai consumir leite, que seja leite natural em vez de leite "baixo em gordura".

Suplementos Nutricionais Dietéticos

Esta é a parte mais extensa do protocolo.

Depois de eliminar os alimentos de plástico e os alimentos processados é necessário tomar suplementos. Esses suplementos são importantes, mas muito secundários na dieta saudável.

Você terá muitos mais benefícios com os dois, uma dieta adequada e os suplementos, que com apenas a dieta.

Existem muitos suplementos que ajudam contra diferentes condições, os aqui mencionados, todos estão comprovados cientificamente como benéficos para a próstata. Estes têm diferentes usos e benefícios, mas no nosso caso nos interessam suas qualidades em ajudar à próstata e em alguns casos para a saúde em geral.

Por diferentes razões, não conseguimos consumir todos os nutrientes (vitaminas, minerais, etc.) necessários para uma boa saúde, principalmente pela fonte e tipos de alimentos que consumimos. Os suplementos fornecem ao organismo desses nutrientes que faltam na dieta.

Não vou mencionar os estudos que confirmam os benefícios de cada suplemento. Se tiver alguma dúvida pode pesquisar os estudos online, ou pode comprar algum livro (disponível no site) para confirmar todas as informações aqui descritas.

Em alguns casos é necessário ler a lista completa para fazer sentido.

Pode comprá-los onde você quiser ou poder.

Agora vamos ver todos os suplementos que têm demonstrado potencial para tratar doenças da próstata e a dose recomendada para tomar:

Suplementos naturais

Betacaroteno

O betacaroteno é um antioxidante muito poderoso e conhecido. Esses estudos relacionam o consumo de betacaroteno com a redução do risco de câncer de próstata.

Dose recomendada: O betacaroteno é um antioxidante com muitos benefícios para a saúde. Tomar 10,000 IU de betacaroteno ao dia.

Beta-sitosterol

Os esteróis ocorrem de forma natural em plantas, animais e fungos. Os esteróis são muito importantes e ocorrem em todas as plantas, o esterol animal mais conhecido é o colesterol.

Os estudos científicos têm mostrado que o beta-sitosterol é o suplemento mais importante para a saúde da próstata. Se você tiver problemas, você começar a tomar este suplemento e poderá sentir a diferença.

Dose recomendada: Tomar 300-600 mg de mix de esteróis por dia. Certifique-se de você de ver na rotulagem do produto que contém um mínimo de 300 mg de "mix de esteróis vegetais".

Coenzima Q10 (CoQ10)

Nossos níveis de coenzima Q10 caem pela idade. Os estudos mostram que a CoQ10 ajuda a prevenir e curar vários tipos de câncer e outras doenças. No Japão, os científicos descobriram que, quando o CoQ10 é adicionado às células extraídas de pacientes com HBP, estas tiveram um efeito benéfico no seu metabolismo. A CoQ10 tem incríveis benefícios para a saúde de nosso coração, cérebro, rins, fígado e outros órgãos. Todas as pessoas de mais de 40 anos devem tomar este suplemento.

Dose recomendada: Tomar pelo menos 100mg de CoQ10 diariamente. Se está doente, você pode tomar 200mg ao dia por um ano e depois voltar a 100mg ao dia.

Óleo de linhaça

O óleo de linhaça é uma boa fonte de ácidos graxos ômega-3 e é bom para a saúde da próstata. Dois artigos publicados em Anticancer Research mostraram que os ácidos graxos ômega-3 tem importantes propriedades protetoras para as células da próstata in vitro. Outro estudo da Duke University, encontrou que os homens que tomaram suplementos de linhaça por apenas 30 dias, reduziram o crescimento do câncer. Este óleo é benéfico especialmente para a saúde cardiovascular.

Dose recomendada: 2g ao dia. Mantê-lo refrigerado e comprá-lo em um frasco escuro para evitar a oxidação. Priorizar o óleo fermentado a partir de fígado de bacalhau e de arraia manta, se não é vegetariano. Também pode usar de várias fontes, porque é melhor que de uma única. Os comedores de carne te dizem que a melhor fonte é animal, enquanto os comedores de vegetais dizem que os vegetais são a melhor fonte. Tomar ambos vai resolver o problema. O que é um feito, é que a de origem vegetal o corpo tem que sintetizá-la, enquanto a de origem animal pode ser usada imediatamente para o consumo, é sem qualquer esforço adicional do organismo.

Glutationa

A glutationa é uma das nossas quatro enzimas antioxidantes básicas e é uma parte crítica de nosso sistema imune. Os níveis de glutationa são importantes para a saúde da próstata, mas a glutationa no sangue e nos tecidos normalmente baixa com a idade. Tomar glutationa oral é ineficaz, a menos que tomemos glutationa "lipossomal", em vez disso pode usar um creme ou tomar NAC (n-acetil-cisteína), que é um precursor para a glutationa, de baixo custo e muito eficaz no aumento dos níveis de glutationa de forma segura.

Um suplemento preferencial e muito eficaz para as pessoas que bebem muito álcool, porque ele ajuda a desintoxicar o fígado.

Dose recomendada: Tomar 600mg de NAC ao dia.

Minerais

Os minerais são essenciais para a saúde da próstata, mas infelizmente temos deficientes da maioria destes. Não importa o que você come, nunca vai conseguir todos os minerais que precisa, pelo pobre estado dos solos e as fazendas onde se cultivam os alimentos. Estes solos são deficientes em muitos elementos. Os minerais trabalham em conjunto e são precisos todos para se manter saudáveis. Por isso recomendamos com insistência o sal rosa do Himalaia, já que contém mais de 84 minerais.

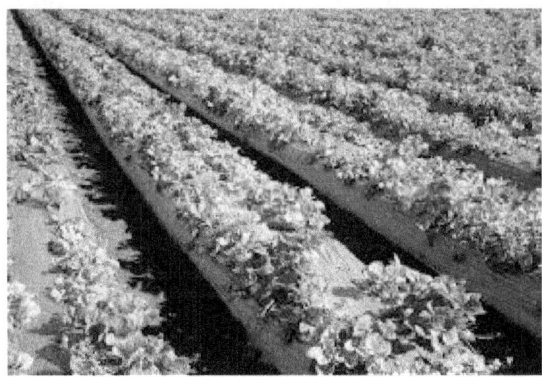

Principalmente o nosso corpo precisa de 24 minerais, mas você já consome bastante sódio, potássio, enxofre e fósforo na dieta comum. Procure um suplemento que contenha os montantes necessários dos seguintes minerais: boro, cálcio, cromo, cobalto, cobre, germânio, iodo, ferro, magnésio, manganês, molibdênio, gálio, césio, níquel, selênio, silício, estrôncio, estanho, vanádio e zinco.

Dois dos minerais mais importantes para a saúde da próstata são o selênio e o zinco. O objetivo é consumi-los todos juntos e não apenas os dois mais importantes.

A maioria dos suplementos multivitamínico e multimineral contém somente uma parte desses minerais, não é fácil encontrá-los todos no mesmo produto. Deve procurar um suplemento que contenha todos os minerais em concentrações naturais.

Dose recomendada: a dose será detalhada na próxima etapa do protocolo.

Quercetina

A quercetina é um poderoso antioxidante que demonstrou seu poder para promover a saúde geral da próstata e pode ter valor no combate ao câncer de próstata. É um suplemento endógeno, que é encontrado na maioria dos alimentos comuns e é produzido em nosso corpo.

Dose recomendada: Uma dose diária de 100mg ao dia é suficiente. Uma dieta normal fornece cerca de 10mg ao dia, provenientes principalmente das maçãs e as cebolas.

Isoflavonas de soja

Há muita controvérsia com a soja e os problemas de saúde que implica. O problema principal é que a soja que consumimos hoje não é a mesma soja de antes, a soja atual está modificada geneticamente e nos casos que não, é altamente hibridizada. Isso prejudica a qualidade e os efeitos do alimento no corpo.

Para adicionar à controvérsia e à confusão, vários autores reivindicam que os fito estrogênios não existem, mas em seguida se contradizem e afirmam sua existência. Os fito estrogênios são constituintes da soja, os mesmos que acreditam que causam danos e em outros casos têm benefícios. Para a próstata vários estudos suportam o uso da soja na forma de isoflavonas, exclusivamente a genisteína.

Pessoalmente optei por tomar o suplemento, porque faz parte do protocolo. Os resultados foram positivos no meu caso. Dose recomendada: 40mg de isoflavonas de soja, compostas principalmente de genisteína.

Vitamina D (Luz solar)

A deficiência de vitamina D é uma epidemia. As poucas fontes significativas de vitamina D vem dos animais. Óleo fermentado de fígado de bacalhau, ovos de peixe e carne dos órgãos. A vitamina D3, na verdade, é um hormônio que se produz quando a pele é exposta diretamente à luz solar. Esta é a vitamina mais importante para a saúde da próstata e se pode dizer, que para a saúde geral. Há centenas de estudos que mostram a importância da vitamina D e sua função na próstata.

Um estudo em específico da Universidade de Stanford, que tratou homens com câncer de próstata com apenas uma terapia de suplementos de vitamina D3, encontrou resultados impressionantes.

Dose recomendada: 800 IU de vitamina D3 ao dia, para as pessoas de idade até 1.200 IU. A vitamina D é lipossolúvel, então se recomenda tomá-la com gordura.

Vitamina E

Também é uma vitamina lipossolúvel, é um nutriente muito importante, especialmente para a nossa saúde cardiovascular. Os grãos integrais, crustáceos e vegetais são a melhor fonte de vitamina E, esta é a segunda vitamina mais importante para a saúde da próstata.

Dose recomendada: Tomar diariamente 200 IU da vitamina E (mistura natural de tocoferóis), isto é sete vezes a dose recomendada diariamente estabelecida. Você pode tomar 400 IU diárias, deve recorda que esta também é uma vitamina lipossolúvel.

Suplementos naturais para a saúde da próstata.

Outros Nutrientes Importantes

Aqui está uma lista de nutrientes adicionais que podem não têm benefícios específicos para a saúde da próstata, mas oferecem outros benefícios importantes para a saúde. Esta lista contém menos detalhes que a anterior, a pode usar como base para investigar mais sobre estes suplementos. Continue a leitura e vai entender melhor, se você se sente perdido, pode ler e depois voltar para atrais de novo.

Nota: Esta lista é exclusiva do protocolo do autor, pode adicionar os suplementos que considere que são os melhores para você, já que cada pessoa tem sua própria lista e sua própria dose preferida; mas não quero me distanciar do meu protocolo original que eu usei, e funcionou.

Alguns suplementos se podem misturar para obter melhores resultados.

Acetil-L-carnitina

Acetil-l-carnitina ou ALC, é um composto encontrado principalmente na carne vermelha. É bom para o metabolismo do cérebro e a memória. Contém uma ampla gama de propriedades neuro-protetoras. Dose recomendada:

500 a 1.000 mg ao dia. Pode tomar em conjunto com fosfatidilserina e pregnenolona (que mencionarei mais para a frente) para obter melhores resultados.

Acidophilus (Probiótico)

A boa saúde começa com a digestão. Nosso sistema digestivo está geralmente em mau estado pela má alimentação. Consumir alimentos integrais, naturais, baixo em calorias, jejum uma vez por semana e tomar probióticos pode melhorar seu funcionamento. Dose recomendada: Os probióticos são vendidos pela potência e quantidade, compre um que contém pelo menos 6 trilhões de cepas múltiplas e mantenha refrigerado.

Beta-Glucan

O beta-glucan, é o suplemento mais poderoso para a melhoria do sistema imune conhecido pela ciência. É encontrado em abundância no fungo medicinal Reishi. Tem sido estudada extensivamente por seus efeitos contra os tumores e o câncer. Um suplemento que todos devem tomar. Dose recomendada: 200mg ao dia de beta-glucan (1,3/1,6).

Carnosina

A carnosina é um suplemento importante porque é muito bom para o coração e as artérias. É um aminoácido encontrado em abundância na carne vermelha, aves e frutos do mar; também é encontrado em nossos músculos, provenientes de outros aminoácidos. É um forte antioxidante que ajuda a combater os radicais livre. Dose recomendada: 500 a 1.000mg ao dia, especialmente se você é vegetariano, este nutriente não se encontra na dieta vegetariana.

Di-indolilo metano

Di-indolilo metano (DIM) é um metabólito direto do indol-3-carbinol (I3C). Existem excelentes estudos sobre estes compostos, DIM e I3C, mostrando seus efeitos na redução dos níveis de estrogênio no sangue e propriedades anticâncer. Este suplemento é muito importante para combater os altos níveis de estrogênio. Dose recomendada: tomar 200 mg ao dia.

Frutooligossacarídeos

Os frutooligossacarídeos (FOS), também conhecido como inulina, são sacarídeos indigestos, extraídos de várias plantas e funcionam como alimento para as bactérias boas do estômago. Também conhecidos como prebióticos. Dose recomendada: 750 a 1.500 mg ao dia. Ele funciona em conjunto com a glutamina e os probióticos.

Glucosamina

A glucosamina é um suplemento básico para a saúde dos ossos e articulações. Para operar precisa cofatores como o óleo de linhaça, minerais, isoflavonas de soja e vitamina D; também precisa de hormônios como a testosterona, DHEA, estriol e a progesterona. Dose recomendada: Tomar de 500 a 1.000 mg ao dia, juntamente com os outros suplementos listados.

L-glutamina

A glutamina é um aminoácido que ajuda a fortalecer a função intestinal e digestiva, entre muitos outros benefícios para a saúde. A boa digestão é fundamental para a boa saúde, a glutamina juntamente com FOS e probióticos ajuda a fortalecer o sistema digestivo. Dose recomendada: Tomar um mínimo de 2g ao dia, 1g de manhã e 1g a noite.

Ácido lipóico

O ácido lipóico provou-se bom para o metabolismo do cérebro, para a saúde coronária e o metabolismo do açúcar no sangue. Ajuda a combater a resistência à insulina e o diabetes. Dose recomendada: 400mg de ácido lipóico para manter os níveis normais de açúcar no sangue.

Fosfatidilserina (FS)

A fosfatidilserina é muito importante para o funcionamento do cérebro e ajuda a combater a doença de Alzheimer e a senilidade. Os estudos mostram que pode contribuir a evitar a perda de nossas faculdades mentais. Dose recomendada:

Tomar 100 mg de fosfatidilserina, funciona muito melhor junto com ALC e pregnenolona.

Suplementos para Utilização Periódica

Estes são suplementos adicionais que você pode tomar se quiser. Estes são suplementos exógenos, que não podem ser encontrados em nossos corpos ou dietas comuns. A maioria desses suplementos perde o efeito depois de consumi-los por um período prolongado. Tomar por 6-12 meses, fazer uma pausa do mesmo tempo e começar de novo.

Aloé Vera (Babosa)

A babosa tem sido conhecida há séculos por seus efeitos de cura, tanto por dentro como por fora do corpo. A consumo natural, fresca, assegurando-me de adicioná-la ao batido duas ou três vezes por semana. Dose recomendada: cápsulas de 100mg ao dia de extrato de aloé vera a 200:1. Tomar em conjunto com acidophilus, FOS e glutamina e não tomar durante mais de um ano.

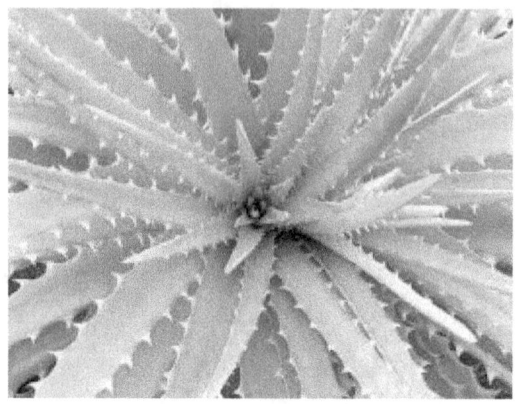

Curcumina

A curcumina é o ingrediente ativo do açafrão culinário ou cúrcuma. Possui fortes propriedades anti-inflamatórias. Em um estudo sobre o câncer de próstata no Comprehensive Cancer Center, na cidade de Nova York, se mostrou que a curcumina tem o potencial de prevenir a progressão desse tipo de câncer. Outros estudos corroboram os resultados. Eu o consumo nas refeições diárias, porque minha parceira usa o açafrão (cúrcuma) para cozinhar, assim é mais fácil e mais gostoso. Dose recomendada: Tomar 500 mg ao dia, por não mais de um ano, fazer uma pausa de 6 a 12 meses e começar outra vez.

Ácido elágico

O ácido elágico tem sido estudado por suas propriedades anticâncer; pode ajudar a prevenir o câncer, parar o crescimento de tumores e matar as células cancerígenas. Dose recomendada: Um mínimo de 200 mg ao dia.

Pectina de fruta

A pectina das frutas em conjunto com uma dieta saudável e outros suplementos tem sido demonstrado que ajuda a prevenir o câncer de próstata, a prostatite e o HBP (aumento da próstata). Os estudos mostram que é boa na redução do colesterol e melhora a digestão, e também propriedades gerais contra o câncer. Dose recomendada: Tomar 3 g (3,000 mg) ao dia, por um período de até um ano.

Extrato de chá verde

Centenas de estudos tanto em animais como em humanos, mostraram que o extrato de chá verde ajuda a aliviar as doenças da próstata. O chá verde contém poderosos antioxidantes como os polifenóis e a catequina. Tomar suplementos de extrato de chá verde é mais prático que tomar o chá todos os dias. Comprar uma marca que não contém cafeína. Dose recomendada: Tomar 2 cápsulas de 300 mg ao dia (600 mg) de extrato 95% descafeinado.

Cardo mariano

Uma erva muito importante e conhecida por seu ingrediente ativo silimarina. Tem efeitos promissores para a saúde da próstata e é extremamente eficaz para a saúde do fígado. Dose recomendada: 200 mg ao dia de silimarina.

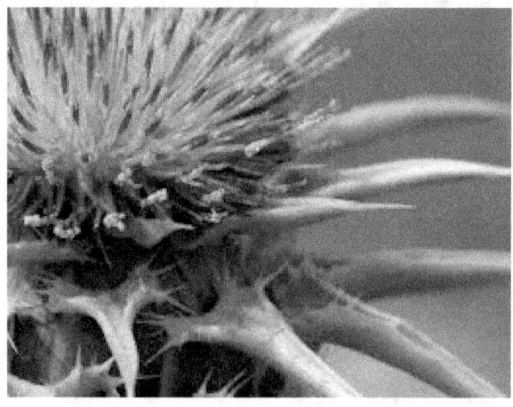

Alginato de sódio

O alginato de sódio é um extrato de uma alga com efeitos desintoxicante de metais pesados. Ajuda o corpo a remover metais pesados (mercúrio, chumbo e cádmio) do sangue. Dose recomendada: 3g ao dia por um ano.

Trimetilglicina (TMG)

Também conhecido como betaína, é um aminoácido abundante na beterraba. Muito poderoso, os estudos mostram poderes rejuvenescedores e desintoxicantes do fígado. O TMG é a substância de rejuvenescimento do fígado mais poderosa conhecida pela ciência. Dose recomendada: Tomar 3g ao dia. Você pode continuar a tomar 1g ao dia a longo prazo para manter a saúde cardiovascular.

Minerais que Precisamos

Os estudos mostram o importantes que são os minerais para a saúde geral e para a saúde da próstata. Os minerais, como os hormônios, trabalham em equipe. Existem pelo menos 24 minerais que necessitamos para a nutrição humana, consumimos bastante dos quatro básicos (fósforo, potássio, sódio e enxofre) na dieta, então temos que nos concentrar nos outros 20. No futuro vamos descobrir que precisamos de mais minerais, mas estão cobertos com a fonte natural que recomendamos. Esta lista é apenas para informação geral, vou fazer um breve resumo, o sal do mar e o suplemento mineral líquido já contém toda a gama de estes e não apenas os 24 principais.

- Boro: Necessário para o crescimento normal e a saúde do corpo.

  Dose: 3 mg ao dia.

- Cálcio: Para ossos e dentes fortes.

  Dose: 250 mg ao dia.

- Césio: Ajuda contra o câncer, mais estudos são necessários.

  Dose: Máximo 100 mg ao dia.

- Cromo: Necessário para o metabolismo da próstata.

Dose: 120 mg ao dia.

- Cobalto: Necessário para a produção de B12. Dose: 100 mg ao dia.

- Cobre: Uso do ferro e ações com enzimas. Dose: 2 mg ao dia.

- Gálio: Relacionado ao metabolismo dos ossos. Dose: 100 mg ao dia.

- Germânio: Escolha quelatos de germânio sobre os outros tipos.

  Dose: 100 mg ao dia.

- Iodo: Ajuda com a glândula tireoide.

  Dose: 150 mg ao dia.

- Ferro: O mineral básico no nosso sangue.

  Dose: 18 mg mulheres e 10 mg homens ao dia.

- Magnésio: Mantém a pressão normal e a saúde dos ossos.

  Dose: 400 mg ao dia.

- Manganês: Combate a artrite e a osteoporose. Dose: 2 mg ao dia.

- Molibdênio: Metabolismo do açúcar no sangue e a saúde dos ossos.

  Dose: 75 mg ao dia.

- Níquel: Importante para manter a fertilidade. Dose: 100 mg ao dia.

- Selênio: Protege contra o câncer.

  Dose: 200 mg ao dia com vitamina E.

- Silício: Bloco de construção dos tendões, cartilagem e ossos.

  Dose: 10 mg ao dia.

- Estrôncio: Necessário para a absorção do cálcio. Dose: 1 mg ao dia.

- Estanho: Ajuda com o crescimento do cabelo. Dose: 100 mg ao dia.

- Vanádio: Prevenção da diabetes.

  Dose: 1 mg ao dia.

- Zinco: Baixo em homens com problemas de próstata. Dose: 30 mg ao dia.

No Institute for Male Urology na Califórnia (Urology v54, 1999), foi realizado um duplo estudo cego. Homens com prostatite tomaram 500 mg de quercetina duas vezes ao dia durante 30 dias, a metade deles recebeu um placebo. Os homens que receberam a quercetina melhoraram sua saúde em 25%, sem qualquer mudança na dieta ou estilo de vida, apenas com o suplemento, enquanto os homens que receberam o placebo não experimentaram nenhuma melhora na sua doença. Em outro estudo semelhante realizado na Universidade da Califórnia, o ensaio clínico produziu resultados positivos semelhantes.

Tomar quercetina ajudou estes homens com seus problemas de próstata. Agora você pode imaginar o que aconteceria se toma todos os suplementos recomendados, faz as alterações na alimentação e seu estilo de vida, e segue o programa completo. Os resultados podem ser surpreendentes.

Ainda faltam várias etapas muito importantes do protocolo, continue a ler...

Os Hormônios Básicos

A próstata é uma glândula influenciada pelos hormônios. Para nos manter saudáveis, precisamos manter os níveis adequados de hormônios. Agora vamos ver os hormônios principais para a saúde da próstata.

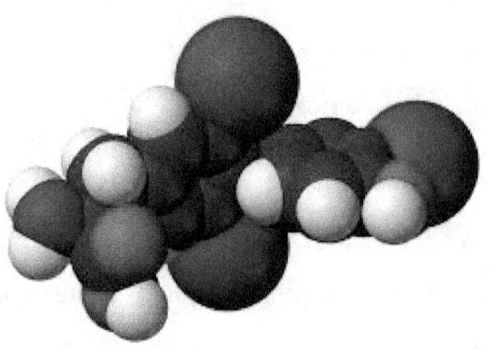

Os hormônios básicos no corpo:

- Androstenediona

- Cortisol

- Dehidroepiandrosterona (DHEA)

- Estradiol

- Estrona

- Estriol

- Hormônio do crescimento (GH)

- Insulina

- Melatonina

- Pregnenolona

- Progesterona

- Testosterona

- Tiroxina (T4)

- Triiodotironina (T3)

- Progesterona

Progesterona

A progesterona é responsável por nos proteger do excesso de estrógenos. Bastante conhecida como um hormônio das mulheres, também é necessário para os homens, mas em quantidades menores. Os estrogênios estradiol e estrona, são hormônios feminizantes nos homens. Níveis muito altos de estrogênio em homens de 50 anos ou mais causam câncer, crescimento dos seios, obesidade e outros problemas de saúde, mas a progesterona é o adversário natural do estrógeno e ajuda a inibir eles.

Os homens naturalmente têm níveis de progesterona mais baixos que as mulheres, então eles precisam de menos suplementação. Há que ter presente que não é o mesmo a progesterona natural que a versão sintética "progestina", este último tem sido mostrado que cria sérios efeitos colaterais. A progestina não tem qualquer vantagem sobre a progesterona natural. Os homens têm receptores específicos para a progesterona na próstata, e nenhum outro hormônio pode ser ligado, então claramente uma próstata saudável requer progesterona, mesmo se muitos urologistas e endocrinologistas são cegos para tal fato científico tão conhecido.

Este fato foi mostrado faz mais de 30 anos, quando os médicos no Flinders Medical Center, na Austrália (Journal of Steroid Biochemistry v 12, 1980), sugeriu a terapia de progesterona como tratamento para as doenças da próstata. No livro "Progesterone and Progestins (Raven Press 1983)", os médicos observaram que a progesterona é vital para a saúde da próstata adequada.

A progesterona combate o excesso de estrógeno e é um potente inibidor da enzima 5-alfa-redutase, o que significa, que ajuda a evitar a conversão de hormônios saudáveis (testosterona) em hormônios "não saudáveis" (diidrotestosterona {DHT}). Os níveis elevados de DHT são a maior causa de doenças da próstata, particularmente porque a próstata aceita incorretamente o DHT em vez da testosterona real, se tem baixos níveis de testosterona. Vimos que os homens a partir dos 50 anos de idade, só tem a metade da testosterona que deveria; além disso, na sua maioria têm altos níveis de estrona e estradiol (os hormônios de feminização nos homens).

Dose recomendada: A progesterona é facilmente absorvida através da pele; portanto, cremes transdérmicos são muito práticos e eficazes.

Procure uma que contém de 800-1000 mg de progesterona natural de qualidade farmacêutica (USP) para o frasco de 2 onças. Colocar um oitavo (1/8) de uma colher de chá diretamente no escroto ou no interior do pulso (entre o antebraço e o punho) 5 dias por semana. A progesterona é completamente segura e não é tóxica. Um oitavo de uma colher de chá fornece cerca de 7 mg, dos quais 2 mg devem ser absorvidos pelo corpo através da pele. Fazer um descanso de final de semana para não criar resistência e que o suplemento siga tendo o efeito desejado em longo prazo.

Sinceramente, nunca me convenceu este produto, eu nunca entendi como é feito o creme, sua fonte é criada ou o é realmente tão natural, mas mesmo assim eu a usei ao pé da letra nos primeiros meses, porque era uma parte muito importante do protocolo.

Foi utilizado de segunda a sexta-feira, de manhã e à noite, aplicado no interior do pulso (entre o antebraço e o punho). Depois de alguns meses eu reduzi o consumo e só a usei alguma vez. Os efeitos positivos se podem sentir em tão só alguns dias de aplicação, é muito eficaz. O mesmo que usei deve estar disponível, mas isso depende do seu País de origem, procure online na internet se decidir seguir o protocolo completo.

Dehidroepiandrosterona (DHEA)

O segundo andrógeno (hormônio esteroide sexual do sexo masculino) é o mais importante para a saúde da próstata após a testosterona. É muito importante para a saúde sexual e urológica do homem. Normalmente os homens que sofrem de disfunção erétil têm baixos níveis de DHEA e precisam de suplementação. Pacientes de doença cardíaca coronária também têm evidência de baixos níveis de DHEA. Os níveis de DHEA caem com a idade.

Em geral, os estudos científicos mostram que níveis mais elevados de DHEA podem ajudar a prevenir as doenças da próstata.

Dose recomendada: Tomar 25-50 mg de DHEA diariamente, não há uma dose diária recomendada oficial para este hormônio, por isso é recomendado testar seus níveis de DHEA para alcançar a dose correta para você (mais informações sobre como testar os níveis de hormônio, abaixo).

Minha Dose: 25 mg/dia à noite.

Melatonina

A melatonina é um hormônio derivado da serotonina, que afeta a modulação dos padrões de sono em ambos ritmos sazonais e circadianos. Existem abundantes estudos sobre os benefícios da melatonina na saúde da próstata. A característica principal desses estudos é a descoberta que a próstata contém receptores para a melatonina, apesar disso, os médicos convencionais, incluindo urologistas, não estão familiarizados com este fato. Os níveis de melatonina chegam ao topo cerca dos 30 anos de idade e depois caem até quase desaparecer completamente em torno dos 60 anos de idade.

Um estudo (Neuroendrocrinology Letters v 20, 1999) mostrou que a melatonina tem efeitos positivos contra o câncer em geral. Outros estudos chegaram às seguintes conclusões: A melatonina deve ser usada como padrão no tratamento do câncer de próstata, pelos benefícios dramáticos contra o câncer de próstata, a terapia de melatonina é recomendada para homens com HBP e câncer, a melatonina deve ser usada como prevenção contra câncer e muito mais.

Dose recomendada: Tomar a melatonina só à noite, 30-60 minutos antes de dormir. 3 mg por dia é uma dose eficaz, de acordo com estudos.

Minha Dose: A forma em que o corpo produz a melatonina, naturalmente, é muito diferente de como atua um suplemento, o corpo vai liberando a melatonina após as 18:00 h. gradualmente, para começar a preparar-se para dormir à noite, as quantidades que o organismo necessita são apenas 150 mg (0,15 g) por dia, mas os suplementos fornecem muito mais. Eu tomei 5 mg por dia de um suplemento de melatonina com tempo de liberação, agora não tomo porque me acelera (a tomei todo o período do protocolo, sem problema), se você notar este problema, pode reduzir a dose ou eliminar completamente o suplemento. Ainda assim, há muitos estudos demonstrando os efeitos contra o envelhecimento, anticâncer, antioxidante e estimulante do sistema imunológico da melatonina.

Pregnenolona

A pregnenolona é o hormônio "mãe" do qual todos os outros hormônios esteroides sexuais são derivados. Sua maior importância é na área da regulação do metabolismo do cérebro, porque é em grande parte responsável pela memória, a aprendizagem e a cognição. A pregnenolona é o mais poderoso potenciador da memória conhecido pela ciência. A suplementação é particularmente importante em pessoas com mais de 40 anos de idade.

Os níveis de pregnenolona caem drasticamente depois dos 35 anos de idade. Um estudo (Journal of Steroid Biochemistry and Molecular Bioligy v 46, 1993) altamente sofisticado, extenso e muito detalhado sobre a pregnenolona, descobriu que os níveis de pregnenolona e DHEA em pacientes com câncer de próstata são geralmente menores em comparação com homens saudáveis.

Dose recomendada: Para as pessoas de mais de 50 anos, 50 mg para homens e 25 mg para mulheres por dia.

Minha Dose: O primeiro mês tomei 25 mg por dia e depois 100 mg por dia até acabar o produto (3 meses). Este é um suplemento relativamente seguro e pode ser tomado sem problema.

Hormônio do crescimento

Os níveis adequados de hormônio do crescimento, fortalecem o sistema imunológico e aumentam a qualidade de vida. Seus níveis caem quando você envelhece e também suas chances de contrair câncer de próstata. Os suplementos não são muito eficazes, a versão natural, é muito cara e deve ser injetada por via subcutânea. A recomendação é aumentar os níveis de hormônio de crescimento naturalmente.

Pode manter um nível juvenil do hormônio do crescimento, comendo uma dieta composta de alimentos inteiros e frescos, exercitando regularmente, pelo jejum e evitando maus hábitos, como drogas, medicamentos e álcool.

Dose recomendada: Os suplementos são pouco eficazes e caros, só os maiores de 50 anos que já tem equilibrado todos os outros hormônios do corpo podem considerar completar com o hormônio do crescimento. 1 g de l-glutamina pela manhã e outro à noite todos os dias, pode ajudar momentaneamente a aumentar os níveis do hormônio do crescimento.

Minha Dose: Exercício, dieta, ervas medicinais, mais a glutamina.

Tixoina (T4) e Triiodotironina (T3)

As doenças da próstata estão muitas vezes relacionadas à disfunção da tireoide. Deve fazer testes dos níveis de hormônios T4 e T3, porque trabalham juntos.

Dose recomendada: Só deve tomar suplementos de T4 e T3 se você tem uma deficiência na tireoide.

Minha Dose: Nenhuma. As recomendações deste livro são suplementos e não drogas, e eu nunca sofri da tireoide, então ignorei esta parte quando fiz o protocolo.

Insulina

A insulina é criada no pâncreas e é responsável por as células usar a glicose (açúcar) no sangue como energia. Níveis elevados de insulina também estão associados com o alargamento da próstata (HBP) e o câncer. Os níveis elevados de insulina, são consequência da "resistência insulínica", que ocorre quando as células do corpo não podem responder corretamente quando a insulina trata de transportar a glicose do fluxo de sangue para os tecidos musculares. A resistência à insulina é outra causa das doenças da próstata.

Para diagnosticar a resistência à insulina, você deve fazer um teste de tolerância à glicose oral. Com baixo custo, o teste consiste em tomar uma solução de glicose, esperar uma hora e testar os níveis de açúcar. Seus resultados do teste devem ser em torno de 100 e não 110 como sugerem os médicos. Os níveis de açúcar em jejum devem ser de 85 ou menos (não 100 ou menos). A resistência à insulina (e a diabetes) podem ser curadas com uma dieta integral, evitando os açúcares, uma suplementação adequada, equilibrar os hormônios e exercícios.

Dose recomendada: Manter uma dieta saudável, baixa em açúcar e evitar alimentos processados.

111

Cortisol

Mais conhecido como o hormônio do estresse; suas principais funções são suprimir o sistema imunológico, aumentar o açúcar no sangue e regular o metabolismo. A maioria das pessoas não precisam suplementação com cortisol. Os problemas são evidentes quando os níveis de cortisol são mais elevados do normal.

Dose recomendada: Só a dieta e estilo de vida podem diminuir os níveis elevados de cortisol.

Testosterona

Na medicina convencional a testosterona é culpada, como a principal causa dos problemas da próstata e de promover o câncer, mesmo que a diminuição da testosterona quando os homens envelhecem é quase exatamente paralela com o aumento da prostatite, alargamento da próstata (HBP) e câncer de próstata. Que a testosterona é prejudicial à saúde é completamente errado, não faz sentido e é parte da loucura da medicina moderna, que já tem sido exposta como uma fraude e uma das principais causas de mortes desnecessárias nos EUA.

Mais de 200 estudos clínicos publicados em todo o mundo, provam, sem dúvida que a testosterona ajuda a prevenir e curar todas as doenças da próstata. Cada ano mais estudos como estes são feitos; mesmo assim, os médicos continuam castrando quimicamente e fisicamente os homens para reduzir seus níveis de testosterona a zero. Vamos ver alguns destes estudos.

Já em 1936 (a testosterona foi descoberta e sintetizada em 1935), baseado em um estudo da Universidade de Oxford, os médicos sabiam que os estrogênios são ruins para a saúde da próstata e que a testosterona é boa para a saúde da próstata; eles também já estavam familiarizados com a proporção de testosterona-a-estrogênios, na qual a testosterona deve limitar os "hormônios femininos".

Outro estudo, publicado no Journal of Urology em 1938. Neste caso, os médicos compreenderam que os níveis de testosterona caem quando os homens envelhecem e a incidência de doenças da próstata aumentam extremamente. Os pacientes receberam testículos frescos de animais com bons resultados. A profissão médica sabe inerentemente que

113

o "hormônio masculino" é bom contra o alargamento da próstata (HPB), um mau comum mesmo naquela época.

Em um estudo publicado no American Journal of Clinical Oncology, v 20, 1997. Dos 122 pacientes estudados, encontramos que os pacientes com níveis mais elevados de testosterona tiveram tumores menos agressivos e viveram mais tempo. Os pacientes com níveis baixos de testosterona, tinham tumores muito mais agressivos e morreram mais cedo. Os pesquisadores concluíram, "baixos níveis de testosterona parecem resultar em uma doença mais agressiva e um pior prognóstico no câncer de próstata avançado".

Outros estudos fazem relações semelhantes; como os níveis baixos de testosterona aumentam a incidência de HBP, câncer de próstata, outros tipos de câncer e outras doenças. Como baixos níveis de testosterona e altos níveis de estrogênio são responsáveis pelos problemas de próstata. Níveis mais elevados de testosterona = tamanho menor da próstata. A menos testosterona, mais agressiva a doença, etc.

Em um estudo clínico internacional, os cientistas estudaram o sangue e prontuários médicos de aproximadamente 28.000 homens (o segundo maior estudo sobre a testosterona e câncer de próstata). A idade média dos homens no momento da extração do sangue foi 60 anos. Os cientistas encontraram que os homens saudáveis tinham níveis de testosterona mais elevados do que os homens que desenvolveram câncer de próstata. Concluiu que a ideia de que a testosterona aumenta o risco de câncer de próstata, não tem qualquer apoio.

Existem muitos mais estudos que poderia compartilhar, mas seria desnecessário e repetitivo. Estes estudos mostram que a testosterona não é apenas benéfica, mas necessária para uma próstata saudável.

Dose recomendada:

Medir seus níveis de testosterona "livre". Para melhorar os níveis de testosterona pode usar 0,5 g de um creme transdérmico a 3%, ou pode tomar 4 mg de enantato de testosterona sublingual.

Isto lhe dará 3 mg de testosterona livre. Tomar só de manhã e evitar injeções, gel, esteroides ou formas orais.

Minha Dose: Eu não tomei o suplemento recomendado porque eu não achei, eu tomei chá de ervas naturais, que são conhecidas por seus efeitos positivos sobre os níveis de testosterona. Embora parte destas ervas não tem estudos científicos que atestam os benefícios específicos na próstata, isso não significa que esses benefícios deixem de existir, desde que os benefícios vêm transmitidos de geração em geração por milhares de anos.

Entre estes estão:

- Tongkat Ali

- Maca

- Epidemium

- Damiana

- Nettles

- Gingseng

Estrogênio

Ambos os homens e mulheres têm os mesmos hormônios no corpo, mas em diferentes quantidades. Não há um "estrogênio"; estrogênio, é uma palavra que é usada para se referir ao tipo de hormônio que são coletivamente conhecidos como estrogênios. Os homens têm quantidades mais pequenas de estrogênio que as mulheres, até os 50 anos, quando os níveis de estrogênio nos homens começam a subir. Os níveis nas mulheres começam a cair após a menopausa.

Então, os homens de idade adulta, geralmente têm níveis mais elevados de estrogênio que as mulheres.

Assim como a proporção de testosterona-estrogênio é revertida em homens (como visto na tabela de testosterona versus estrogênio), as alterações nos níveis hormonais podem ter efeitos graves na saúde. Esta mudança é a chave para a compreensão, não só das doenças da próstata, mas muitas outras doenças, incluindo a saúde cardiovascular, baixa imunidade, ginecomastia (crescimento da mama masculina), gordura abdominal, calvície e vários tipos de câncer.

Existem três estrogênios básicos: Estradiol ou E2 (o mais poderoso e o mais cancerígeno); estrona ou E1; e estriol ou E3 (o mais fraco, seguro e é o estrógeno mais benéfico)). Estradiol e estrona compõem cerca de 20% do estrogênio humano e estrona em torno de 80%. (Os homens raramente têm desequilíbrio de estriol e não é necessário medir os níveis de estriol como o é para as mulheres). A mudança da relação de testosterona-a-estrogênio que ocorre à medida que envelhecemos cria altos níveis de estradiol e estrona em homens. Infelizmente, os níveis elevados de estradiol e estrona causam doenças da próstata.

Os estudos confirmam a afirmação acima.

Na Universidade de Hamburg (Prostate v 3, 1982), os médicos encontraram altos níveis de estrogênio em homens com hiperplasia prostática (HBP). Outro estudo da mesma Universidade (Journal of Steroid Biochemistry and Molecular Biology v 19, 1983), descobriu que homens com hiperplasia prostática, tinham níveis excessivos de estradiol em suas próstatas, um alto nível de atividade da 5-alfa-redutase (enzima que converte o andrógeno em estrógeno) e uma elevada acumulação de DHT (dihidrotestosterona).

Um estudo recente (European Journal of Cancer Prevention v 19, 2010) encontrou altos níveis de estrogênio no câncer da próstata. "A ação do estrógeno sem oposição, diretamente inicia, promove e agrava o aumento da próstata e câncer de próstata. Este avanço controverso representa uma mudança de paradigma no pensamento médico, que pode impedir a terrível pandemia de câncer que sacode o mundo". Os médicos também acharam que o estrogênio sem oposição são a causa base da obesidade, diabetes e câncer de mama.

Em uma outra pesquisa de 2010 (Urology v 76, 2010), os pesquisadores afirmaram, "Nesta coorte de homens idosos, os mais altos níveis de estrona foram fortemente associados com um risco aumentado da incidência do câncer de próstata".

Os estudos afirmam os benefícios da testosterona para a saúde da próstata e os perigos do excesso de estrogênio. Altos níveis de estradiol e estrona são a verdadeira causa das doenças da próstata. Não é fácil reduzir os níveis de estrogênio e os métodos convencionais vêm com muitos efeitos colaterais. A forma natural, através de uma alimentação adequada, exercícios, suplementos, jejum e deixar os maus hábitos, funciona.

Lembre-se que as principais causas dos altos níveis de estradiol e estrona são o peso excessivo e o consumo de gordura saturada animal, especialmente vindo de animais criados convencionalmente com hormônios, milho geneticamente modificado, antibióticos e outros produtos químicos. Então o exercício e uma dieta baixa em gordura animal de má qualidade, são de extrema importância.

Teste de Hormônios em Casa

A próstata é afetada pelos hormônios, mais que qualquer outro fator. As doenças e condições da próstata são principalmente baseadas nos hormônios.

Ironicamente, até mesmo os urologistas quase nunca testam os níveis de hormônios de seus pacientes, especialmente a testosterona.

Se você exige fazer um teste de hormônios do seu médico, precisa uma extração de sangue e pagar para cada hormônio comprovado, visitar uma segunda vez, e finalmente acabar comprando uma medicação cara por prescrição do médico.

Os resultados dos testes, normalmente não fazem distinção entre níveis "livres" (níveis bio-disponíveis) e "limitados" (níveis indisponíveis) do hormônio comprovado.

A maioria dos médicos não sabe a diferença entre hormônio livre e limitado. Na verdade, normalmente não sabem qual hormônio testar, como fazem os testes e como gerenciar a suplementação.

Devido a isso, a responsabilidade recai sobre si mesmo, para testar seus níveis de hormônios e manter um equilíbrio saudável.

Como funcionam os testes de hormônios

Certas proteínas no sangue, como a globulina fixadora dos hormônios sexuais (SHBG, por sua sigla em inglês), juntam-se à maioria dos hormônios sexuais, tornando-as biologicamente indisponíveis. A testosterona, por exemplo, é 98% "limitada", e deixa apenas 2% de testosterona bio-disponível "livre", que realmente afeta nossos processos metabólicos. Apenas importa seus níveis de hormônio livre, não-limitados.

Há mais de 20 anos, os cientistas já foram capazes de medir com precisão os níveis de hormônios, usando amostras de saliva.

Estas amostras se podem tirar em casa e enviar a um laboratório para uma análise de imune ensaio de rádio. O custo deste método é muito menor e a Organização Mundial da Saúde o aprovou nos anos 90, graças a sua facilidade de uso, eficiência, precisão e viabilidade. Este método de testar os hormônios, é recomendado neste protocolo, mas você pode usar qualquer outro método disponível ou preferencial. Como cada país tem regras e sistemas diferentes, você se deve informar em sua comunidade local de como obter esses tipos de testes, o procurar online ou pesquisando nos lugares de interesse.

Com o teste de saliva podem ser testados os níveis para: estradiol, estrona, estriol, testosterona, DHEA, pregnenolona, androstenediona, melatonina, cortisol e outros hormônios. Para medir a progesterona, é melhor usar o método de coleta de sangue, uma vez que é um hormônio lipossolúvel.

Conclusão Hormônios

Os hormônios mencionados são necessários para o corpo funcionar corretamente. É particularmente importante para os homens que sofrem com a próstata manter níveis saudáveis de hormonas. Enquanto os andrógenos como a testosterona e DHEA são especialmente vitais para a saúde da próstata, cada um dos hormônios básicos desempenha o seu papel em benefícios da saúde da próstata. Lembre-se de testar seus níveis de hormônios regularmente, para você manter um saudável equilíbrio hormonal.

Sem importar o tipo de doença que sofre, o ideal seria testas os 12 hormônios básicos, porque os médicos de qualquer especialidade, não acostumam a fazer estes testes. Seus hormônios são extremamente importantes para todos os aspectos da sua saúde. Não é possível experimentar um estado ótimo de saúde, se o sistema endócrino não está equilibrado em níveis de juventude.

Exercícios

Todos conhecemos o bom, necessário e importante que é o exercício para nossa saúde. Para nos manter saudáveis e eliminar problemas de próstata, é necessário fazer exercício. Os exercícios são muito eficazes para equilibrar certos hormônios que são difíceis de equilibrar usando outros métodos, ou simplesmente não estão disponíveis na forma de suplementos.

O melhor seria ter uma rotina de exercício equilibrada entre aeróbicos e treinamento de resistência (pesos livres). Caminhar apenas 30 minutos por dia, é um eficaz e bom começo; agora, é importante aumentar a dificuldade, adicionando exercícios diferentes e adaptados ao corpo. Andar de bicicleta não é bom para a próstata, ou exercícios de resistência muito pesados, deve fazer exercício com pouco peso. O importante é se exercer um mínimo de 3-5 vezes por semana.

JEJUM

Deve fazer jejum uma vez por semana, só um dia. Muito fácil, em geral, embora seja difícil para muitos.

Beba apenas água de jantar para o outro jantar, por exemplo: Se você jantou às 20h. não deve comer nada sólido até o dia seguinte às 20h., só água.

Se considerado necessário, pode fazer suco vegetal com um espremedor, um suco de frutas (isso seria quebrar o jejum) ou uma sopa, se sentir que você não pode suportar o dia inteiro, e se esforça na semana próxima, até você poder fazer 24h.

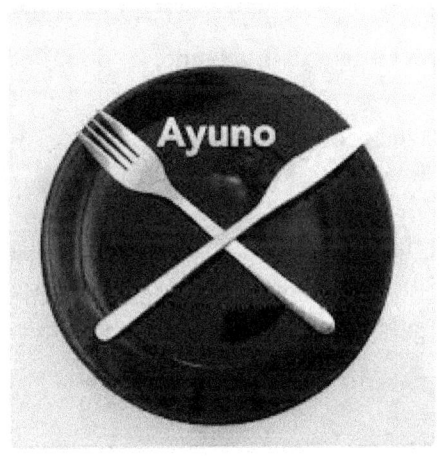

Medicamentos e Maus Hábitos

Evitar as drogas de prescrição, apenas tomar se eles são temporários, de emergência ou se há alguma exceção; como no caso da diabetes ou um medicamento para o qual já estiver viciado e não pode parar de repente. Nesse caso deve excluir ele lentamente, enquanto você melhora a sua situação através dos métodos naturais.

Estamos todos familiarizados com os maus hábitos e no caso da próstata, incluem o café. Desista do álcool, drogas recreativas, sobremesas ou qualquer outro hábito que não tem nenhum benefício para a saúde, só piorar ela.

Você pode fazer tudo com moderação, mas você tem que estar ciente de que se você está à procura de resultados permanentes, naturalmente.

Para resultados permanentes, são necessárias mudanças permanentes.

Suplementos de Mantimento

Para manter a saúde precisamos de vitaminas, minerais e outros nutrientes, como antioxidantes e enzimas. Estes nutrientes agem como "gasolina" do corpo e obtemos este combustível através dos alimentos, com muitas poucas exceções. Como a dieta comum não tem bastante variedade e os solos estão esgotados de nutrientes por causa da agricultura convencional é necessário tomar suplementos. Estes suplementos nos aportam os nutrientes que não podemos obter naturalmente dos alimentos.

Esta lista é de suplementos de manutenção, os suplementos recomendados do protocolo em longo prazo, para manter a saúde geral. Para tomar antes, durante e depois de completar o protocolo de cada dia (a mesma lista também é recomendada para as mulheres).

VITAMINAS

Vitamina B: B1 (Tiamina): 1.5mg, B2 (Riboflavina): 1.75 mg, B3 (Niacina): 20 mg, B6: 2 mg, B12: 2 mg, Biotin: 300 mg, B9 (Ácido fólico): 400 mg, B5 (Ácido pantoténico): 10 mg

Vitamina C: 60 mg

Vitamina D: 800 IU

Vitamina E: 200 IU (tocoferóis mistos naturais)

Vitamina K: 2400 mg (K1 e K2)

MINERAIS

O mesmo mencionado acima na mesma quantidade.

Outros Nutrientes Importantes

Acidophilus: 6 trilhões de organismos

Acetil-L-carnitina 500 a 1000 mg

Betacaroteno: 10.000 IU (preferível a vitamina A)

Beta-glucano: 200 mg ou mais

Beta-sitosterol, complexo: 300 a 600 mg

CoenzimaQ10: 100 mg

Dindolilmetano (DIM): 200 mg

Óleo de linhaça: 1.000 a 2.000 mg (preferível, óleo de fígado de bacalhau)

Frutooligossacarídeos (FOS): 750 a 1500 mg

Glucosamina: 500 a 1000 mg

L-glutamina: 2.000 mg

Ácido lipoico: 400 mg

N-acetil cisteína (NAC): 600 mg (Glutationa)

Fosfatidilserina (FS) 100 mg

Quercetina: 100 mg

Isoflavonas de soja: 40 mg (genestein e daidzeína)

Lembre-se que cada pessoa é diferente e reage de forma diferente a diferentes estímulos. Se você sentir que um suplemento não está fazendo o trabalho, pode mudar a outra marca, qualidade ou aumentar a dose, se você sente que está machucando você ou simplesmente não é para você, pode diminuir a dose ou eliminá-la.

Iniciar vai ser um pouco esmagador, muita informação, muitos suplementos, muitas instruções, mas com o tempo é o uso vai começar a sentir os suplementos um a um, ainda que tomados todos junto, poderá definir a dose que prefere e com o tempo tudo se torna mais fácil e simples. Vale a pena.

Não escolha a cirurgia, radiação ou drogas tóxicas para tratar seus problemas de próstata, porque você pode acabar em fraldas, perdendo a capacidade sexual ou uma morte prematura muito dolorosa. Na minha opinião, só depois de tentar tudo o que existe, sem qualquer resultado, então pode escolher um método onde os efeitos colaterais incluem a morte.

Nota: Não tenho nenhuma maneira de saber onde achar esses produtos em diferentes lugares do mundo. Você pode usar os motores de busca da internet para encontrá-los localmente, vendo os nomes e marcas ou simplesmente comprá-los diretamente do Amazon.com. A razão pela que eu não posso ajudar você é porque temos leitores de todos os lados do mundo falando português, então eu não sei onde vendem os produtos em países diferentes.

Conclusão

Espero que esta informação será útil e se você tem problemas de próstata você possa resolvê-los. Este protocolo funcionou para mim e sem dúvida eu sei que vai funcionar para qualquer um que o implementa, com um estado de espírito positivo. Vimos que um único suplemento (ácido elágico) pode melhorar significativamente a saúde da sua próstata, quando implementamos todas estas alterações e sugestões, em seguida, sem dúvida, os resultados serão visíveis rapidamente.

A pesquisa mostrou que mais de 50% dos homens de 50 anos ou mais sofrem de inflamação da próstata, prostatite e o câncer de próstata. Essas doenças chegam com muitas dores de cabeça, sintomas e problemas pelo alargamento da próstata. A indústria médica certamente não tem uma solução para o problema, mas eles se recusam a aceitar o tratamento natural. Muitos pacientes foram enganados pelas empresas médicas que dependem de drogas, sabendo que eles não produzem resultados e que apenas escondem os sintomas por um tempo. Com as terapias naturais eficazes e os produtos de ervas apresentados neste livro, você pode ter

131

certeza que sua inflamação da próstata e doenças e condições relacionadas serão drasticamente reduzidas em um curto período de tempo e sem pôr em perigo sua economia e sua vida.

Não gosto de criar expectativas, eu acredito que é melhor ver por um mesmo as coisas, mas lhe garanto que, com este protocolo, você verá melhorias nos sintomas em poucos dias ou semanas. Você vai ver grandes mudanças em apenas alguns meses. Você vai finalmente chegar ao ponto onde você não vai se sentir desconfortável ou você não vai ter nenhum problema, mesmo se não estiver tomando os suplementos, isso já acontece depois de vários meses no protocolo. Lembre-se que mesmo assim você deve continuar tomando os suplementos e se alimentando bem, desde que a deficiência de certos nutrientes é a principal causa da maioria dos problemas de saúde que existem.

Limitação de Responsabilidade

O autor não assume nenhuma responsabilidade por erros, omissões ou interpretação contrária do assunto deste livro.

Por favor note que as orientações ou recomendações aqui presentes não substituem totalmente os conselhos médicos. Você concorda que faz uso de parte ou todas as informações deste livro em seu próprio risco. O autor não é responsável por quaisquer danos que possam resultar de seguir os conselhos dados neste livro.

Se você está seguindo medicação ou tem dúvidas sobre os conselhos dados aqui, consulte o seu médico sem demora!